脳トレ・介護予防に役立つ

まちがいさがし
日本全国名所めぐり編

公立諏訪東京理科大学 教授
(応用健康科学・脳科学)
篠原菊紀 監修

世界文化社

脳トレ・介護予防に役立つ

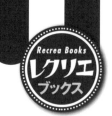

まちがいさがし
日本全国名所めぐり編

CONTENTS

まちがいさがしは、脳を活性化させる！	4
達成度チェック！　まちがいさがしを解いて「数字」に色をぬろう！	5
この本の使い方	5
解答	56

❶ 雪景色に映（は）える時計台《北海道》…… 6
❷ 函館山（はこだてやま）から見下ろす絶景《北海道》…… 7
❸ 迫力満点、青森ねぶた祭《青森》…… 8
❹ 夜に輝く秋田竿燈（かんとう）まつり《秋田》…… 9
❺ 古（いにしえ）の栄華を偲（しの）ぶ金色堂（こんじきどう）《岩手》…… 10
❻ 家族でサクランボ狩り《山形》…… 11
❼ 仙台七夕まつりの吹き流し《宮城》…… 12
❽ 水芭蕉（みずばしょう）広がる初夏の尾瀬沼（おぜぬま）《福島》…… 13
❾ 大自然の力を感じる華厳滝（けごんのたき）《栃木》…… 14
❿ 湯もみを楽しむ草津温泉《群馬》…… 15
⓫ 春香る偕楽園（かいらくえん）の梅まつり《茨城》…… 16
⓬ 風情ただよう小江戸川越（こえど）《埼玉》…… 17
⓭ 夏を満喫！九十九里浜《千葉》…… 18
⓮ 火山の力を感じる大涌谷（おおわくだに）《神奈川》…… 19
⓯ 三社祭（さんじゃまつり）は大にぎわい《東京》…… 20
⓰ 日本のシンボル、東京タワー《東京》…… 21

⑰ 甘くて楽しいブドウ狩り 《山梨》 …… 22
⑱ 三保松原からのぞむ富士山 《静岡》 …… 23
⑲ 金のしゃちほこ輝く名古屋城 《愛知》 …… 24
⑳ 一生に一度は善光寺参り 《長野》 …… 25
㉑ 伝統的な技を楽しむ鵜飼 《岐阜》 …… 26
㉒ 海を身近に佐渡のたらい舟 《新潟》 …… 27
㉓ 秘境にたたずむ黒部ダム 《富山》 …… 28
㉔ 雪に彩られた冬の兼六園 《石川》 …… 29
㉕ 心静かに永平寺で座禅修行 《福井》 …… 30
㉖ 歴史感じる瀬田の唐橋 《滋賀》 …… 31
㉗ 古都の絶景をのぞむ清水寺 《京都》 …… 32
㉘ 雅を感じる祇園と舞妓 《京都》 …… 33
㉙ 情緒あふれる神戸北野異人館街 《兵庫》 …… 34
㉚ 静寂な森に包まれた伊勢神宮 《三重》 …… 35
㉛ 大阪名物通天閣とたこ焼き 《大阪》 …… 36
㉜ 東大寺南大門前に集う鹿 《奈良》 …… 37
㉝ 修験者往き交う熊野古道 《和歌山》 …… 38

㉞ 鳥取砂丘でラクダ乗り体験 《鳥取》 …… 39
㉟ 神話が息づく出雲大社 《島根》 …… 40
㊱ 探検気分を味わう秋芳洞 《山口》 …… 41
㊲ 海にたたずむ厳島神社 《広島》 …… 42
㊳ 歴史感じる倉敷美観地区 《岡山》 …… 43
㊴ 長い石段の金刀比羅宮 《香川》 …… 44
㊵ 踊らにゃそんな阿波おどり 《徳島》 …… 45
㊶ 日本最古の湯・道後温泉 《愛媛》 …… 46
㊷ 志感じる桂浜と坂本龍馬像 《高知》 …… 47
㊸ 梅香る太宰府天満宮 《福岡》 …… 48
㊹ 曳山が輝く唐津くんち 《佐賀》 …… 49
㊺ 祈りに満ちた大浦天主堂 《長崎》 …… 50
㊻ 眺めとお湯を楽しむ湯布院 《大分》 …… 51
㊼ 阿蘇の草千里で乗馬体験 《熊本》 …… 52
㊽ 新婚旅行のメッカ、日南海岸 《宮崎》 …… 53
㊾ 心まで温まる砂蒸し温泉 《鹿児島》 …… 54
㊿ 喜び分かち合うカチャーシー 《沖縄》 …… 55

まちがいさがしは、脳を活性化させる！

脳は、いくつになっても成長し続けることを、ご存じですか？ 鍛えれば活性化し、その働きがよくなっていくことは、脳科学で実証されています。脳神経科学と応用健康科学に詳しい、篠原菊紀先生にお話を伺いました。

■ 年を取っても脳は鍛えられる

スウェーデンのカロリンスカ研究所が、1260人の60～77歳の高齢者を2つのグループに分け、一方には脳トレ、運動や食事の指導、血圧などの健康管理を行い（以下、A）、もう一方には健康相談のみを行った（以下、B）研究データがあります。

2年後、AとBの2つのグループの脳の働きを調べる「認知機能テスト」を行いました。その結果、Bの点数を100とすると、Aの点数は125になっていました。特に、記憶や情報を一時的に保ったまま、何らかの作業を行う「実行機能テスト」の点数は、Bを100とすると、Aは183と大きな差を示しました。このデータからもわかる通り、脳は年を取っても鍛えられます。そして、その効果はとても大きいのです。

■ 脳を元気にする、4つの方法

① 頭をしっかり使う

・記憶や情報を一時的に保持しながら、何らかの作業を行う、ワーキングメモリという機能を鍛えることが重要です。高齢者でも、この機能を鍛えることで、脳の力を全般的に伸ばすことができます。

② 身体をしっかり動かす

・有酸素運動や筋トレは、脳細胞を増やします。また、家事による運動が多い人はアルツハイマー病になりにくいといった研究データもあります。

③ 食事に気をつける

・生活習慣病の予防や治療に効果のある食事が、脳を守り、鍛えるうえでも役立ちます。魚、野菜、鶏肉、果物、木の実を多くとり、脂肪の多い食品などは少なめにしましょう。

④ 積極的に人と関わる

・人との関わりが脳を活性化します。

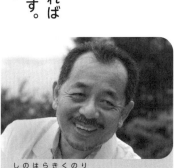

篠原菊紀 教授
公立諏訪東京理科大学
（応用健康科学・脳科学）

東京大学、同大学院博士課程（健康教育学）等を経て、現在、公立諏訪東京理科大学教授。テレビや雑誌、NPO活動などを通じ、脳科学と健康科学の社会応用を呼びかけている。

■ まちがいさがしの効果

まちがいさがしを解くには、まずしっかり見ることが必要です。このとき、注意力に関連する前頭前野や、視覚処理に関連する後頭葉が活動を高めます。また絵や図形を覚えようとすると、映像的なワーキングメモリが使われ、右の前頭前野や、記憶に関連する海馬が活動を高めます。全体の50～75％くらいできると、やる気や意欲に関わる線条体の活動が高まります。全問解かなくても大丈夫。好きな問題から解いていってください。できることをできるように続けていくことが脳には大切です。

引きこもらず、積極的に外出しましょう。

脳の構造

①②③④⑤⑥⑦

脳の働き

① 前頭葉
思考、運動、言語を発する。

② 前頭前野
前頭葉にある部分。考えること、コミュニケーションや感情のコントロール、意思の決定、行動の抑制、注意や意識などをつかさどる。パズルやぬり絵などに取り組むと、特に活性化する。

③ 体性感覚野

④ 頭頂葉
手足などの知覚。動きの知覚。計算をするときにも働く。

⑤ 側頭葉
聴覚、認識、意味・言葉を聞き分ける。文字や言葉を使ったパズルで言語野を刺激。

⑥ 後頭葉
視覚、イメージを働かせる。絵や図形などを注意深く見る行為が刺激する。

⑦ 小脳
運動調節、言語や思考などの知的な処理においても大きな働きをする。

達成度チェック！

まちがいさがしを解いて「数字」に色をぬろう！

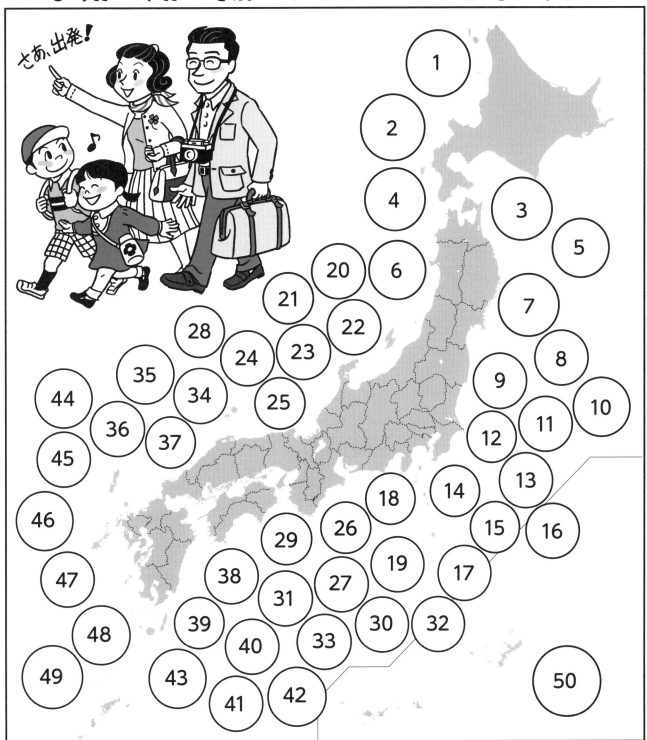

この本の使い方

★達成度を実感！ 解けたら、数字に色をぬりましょう！
解けたパズルの番号の数字を上のイラストから見つけて、好きな色でぬってください。

★まちがいさがしは、コピーして複数人で楽しんでいただけます。

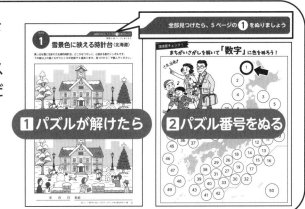

パズル 1

全部見つけたら、5ページの ❶ をぬりましょう

解答は 56 ページにあります

雪景色に映える時計台〈北海道〉

真っ白な雪に包まれた札幌市時計台。どこかなつかしく、心温まる街のシンボルです。
下の絵は上の絵とちがうところが全部で 6 個あります。見つけたら○で囲んでください。

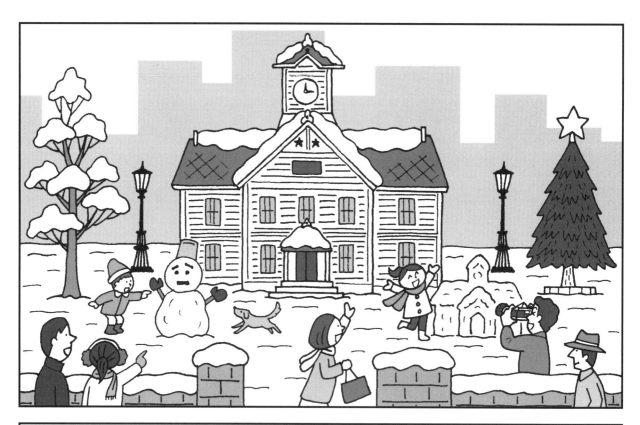

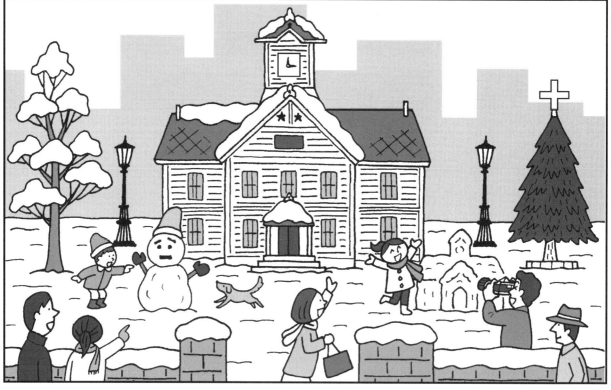

年　　月　　日　　名前

パズル **2**

全部見つけたら、5ページの **2** をぬりましょう

解答は56ページにあります

函館山（はこだてやま）から見下ろす絶景〈北海道〉

函館山の展望台からは、両側から青い海に挟まれた美しい函館の街並みを一望できます。
右の絵は左の絵とちがうところが全部で6個あります。見つけたら〇で囲んでください。

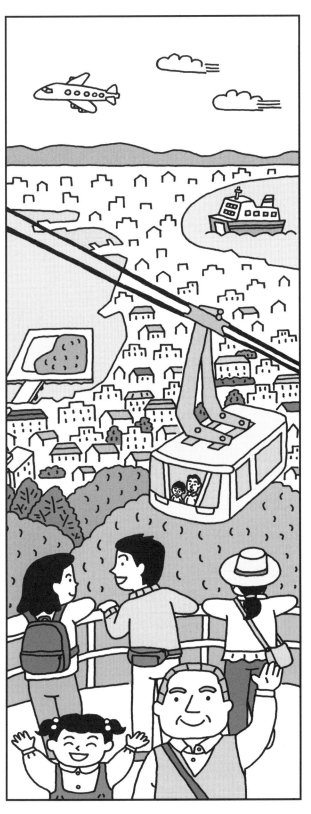
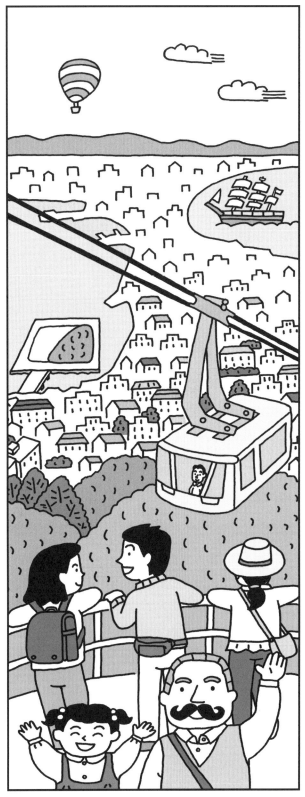

年　　月　　日　　名前

パズル 3

全部見つけたら、5ページの ❸ をぬりましょう

解答は56ページにあります

迫力満点、青森ねぶた祭〈青森〉

色鮮やかな巨大なねぶたと「らっせらー」の元気なかけ声。街全体が熱気に包まれます。
下の絵は上の絵とちがうところが全部で6個あります。見つけたら○で囲んでください。

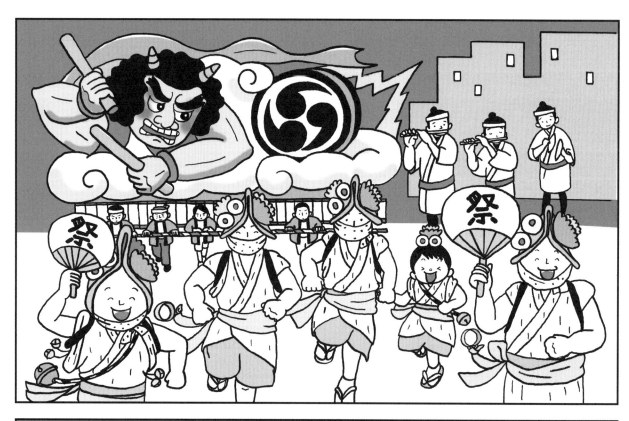

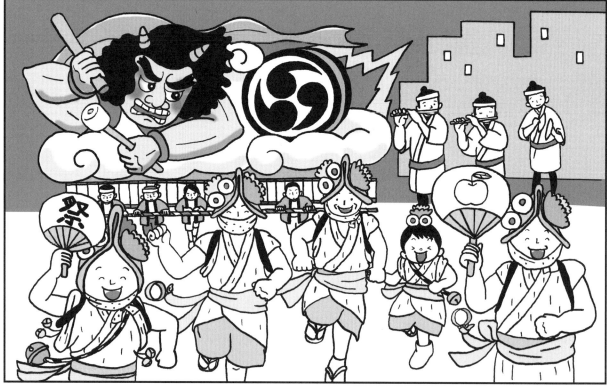

年　　　月　　　日　　名前

パズル 4　夜に輝く秋田竿燈まつり〈秋田〉

全部見つけたら、5ページの ❹ をぬりましょう

解答は56ページにあります

提灯を付けた高さ10m以上の竿が見事に立ち並び、揺れる灯りが美しい夏の風物詩です。右の絵は左の絵とちがうところが全部で6個あります。見つけたら◯で囲んでください。

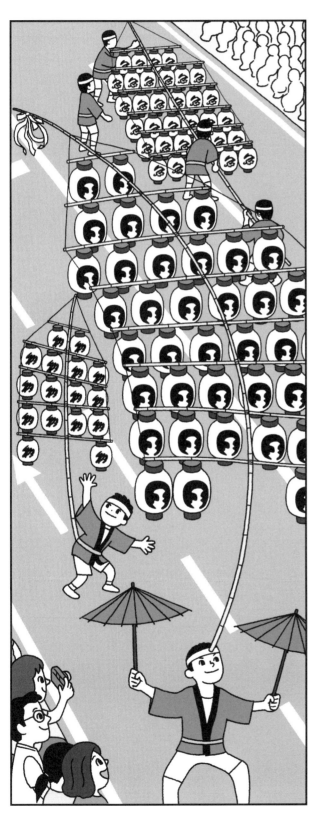
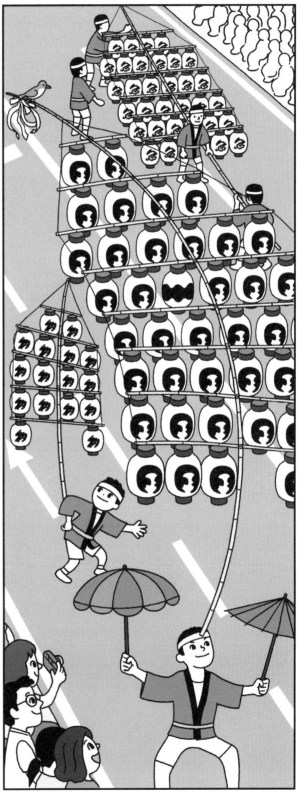

年　　月　　日　　名前

パズル 5 古の栄華を偲ぶ金色堂〈岩手〉

奥州藤原氏四代に思いをはせる、全面が黄金で輝くきらびやかなお堂が中尊寺金色堂です。
下の絵は上の絵とちがうところが全部で6個あります。見つけたら○で囲んでください。

全部見つけたら、5ページの⑤をぬりましょう
解答は56ページにあります

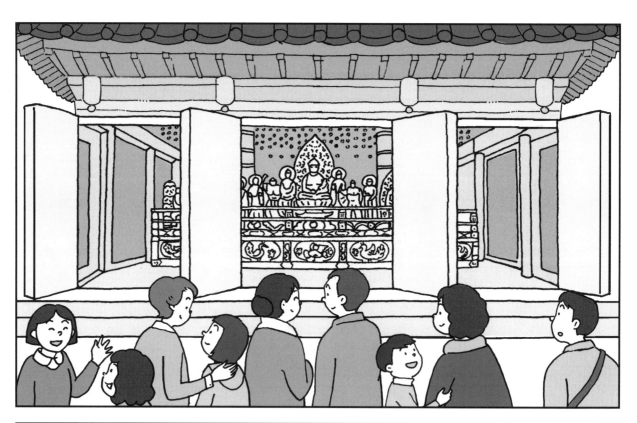

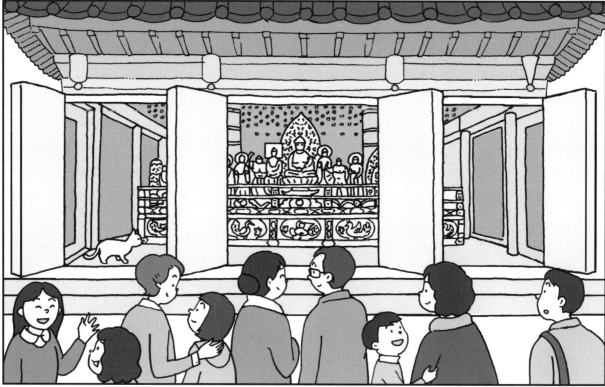

年　　月　　日　　名前

パズル 6 家族でサクランボ狩り〈山形〉

全部見つけたら、5ページの ❻ をぬりましょう
解答は57ページにあります

真っ赤に熟したサクランボを食べれば、家族の笑顔や楽しい思い出が生まれます。
右の絵は左の絵とちがうところが全部で6個あります。見つけたら○で囲んでください。

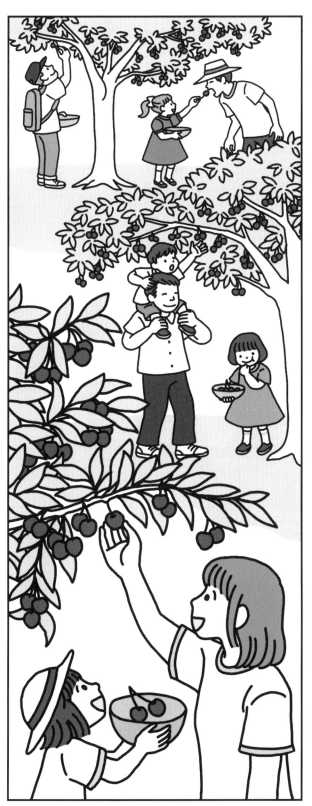
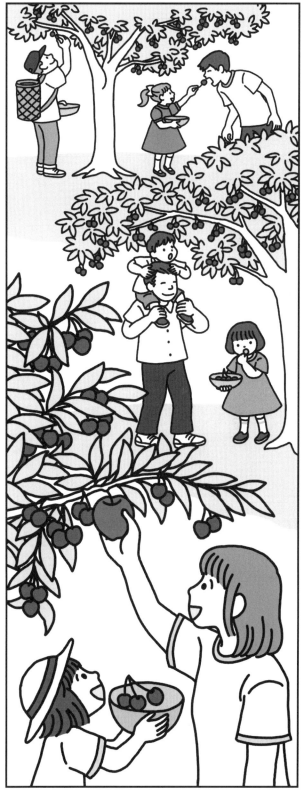

年　月　日　名前

全部見つけたら、5ページの **7** をぬりましょう

解答は 57 ページにあります

仙台七夕まつりの吹き流し〈宮城〉

風に揺れる色鮮やかな七夕飾りと、人々の笑顔が街全体を彩る、仙台の夏の風物詩です。
右の絵は左の絵とちがうところが全部で6個あります。見つけたら○で囲んでください。

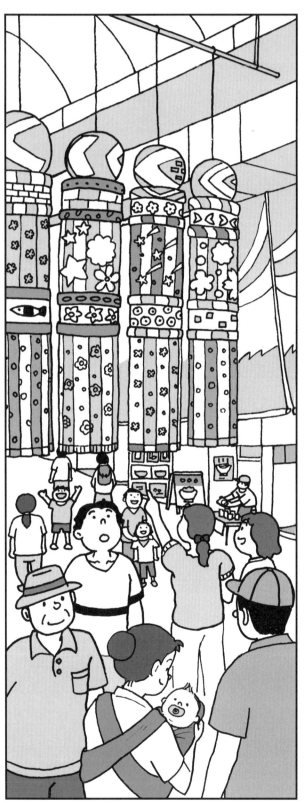
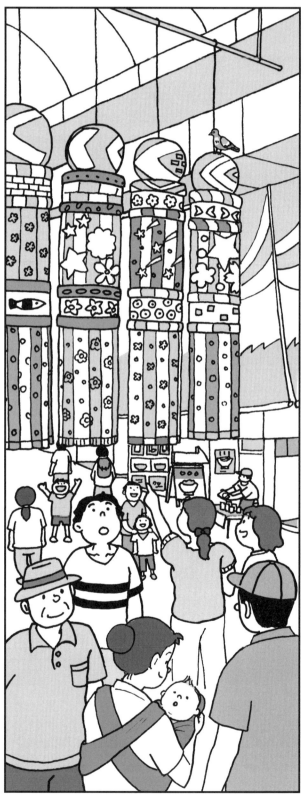

年　　月　　日　　名前

脳トレ・介護予防に役立つ まちがいさがし 日本全国名所めぐり編　**12**

パズル 8 水芭蕉広がる初夏の尾瀬沼〈福島〉

全部見つけたら、5ページの 8 をぬりましょう

解答は57ページにあります

湿地に敷かれた木道を家族で歩いて、尾瀬沼の絶景や水芭蕉、美しい自然を楽しみましょう。
右の絵は左の絵とちがうところが全部で7個あります。見つけたら○で囲んでください。

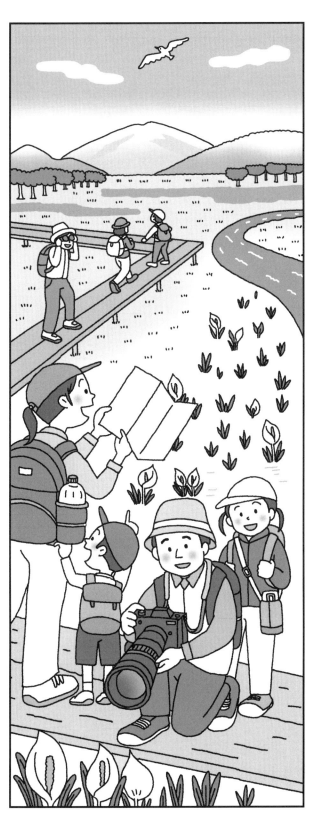
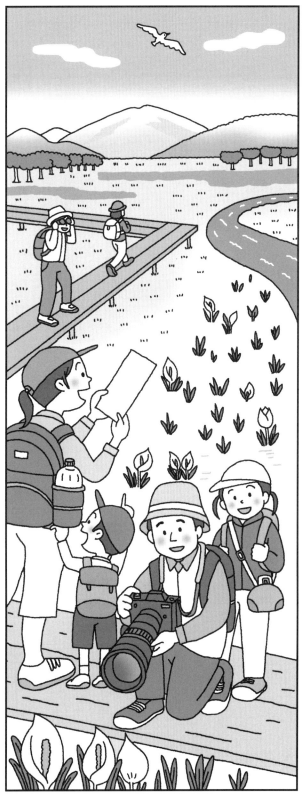

年　月　日　名前

パズル **9**

全部見つけたら、5ページの **9** をぬりましょう

解答は57ページにあります

大自然の力を感じる華厳滝〈栃木〉

自然豊かな木々と霧状の水しぶきが舞う壮大な滝。日光を浴びて大きな虹がかかっていますね。下の絵は上の絵とちがうところが全部で7個あります。見つけたら○で囲んでください。

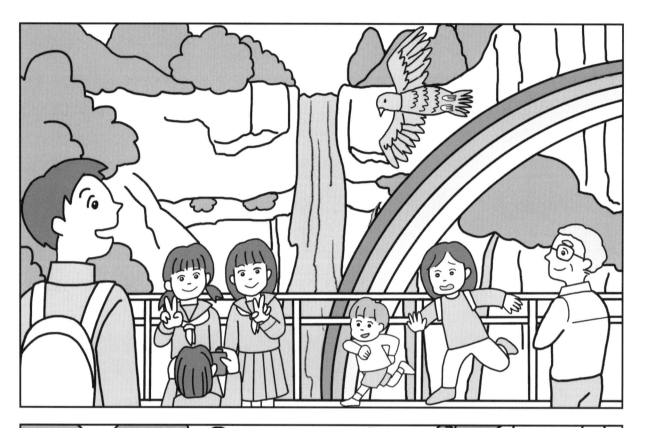

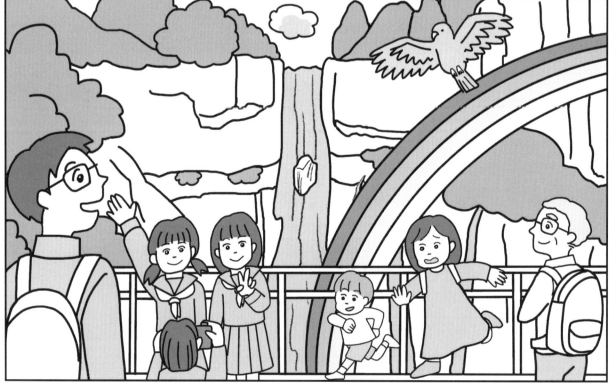

年　月　日　名前

湯もみを楽しむ草津温泉〈群馬〉

全部見つけたら、5ページの⑩をぬりましょう

解答は57ページにあります

熱々の湯を冷ます湯もみに参加し、伝統文化を体験しながら温泉を楽しみましょう。
下の絵は上の絵とちがうところが全部で7個あります。見つけたら○で囲んでください。

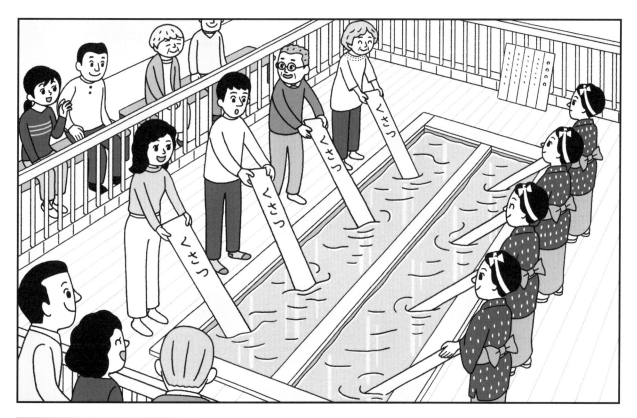

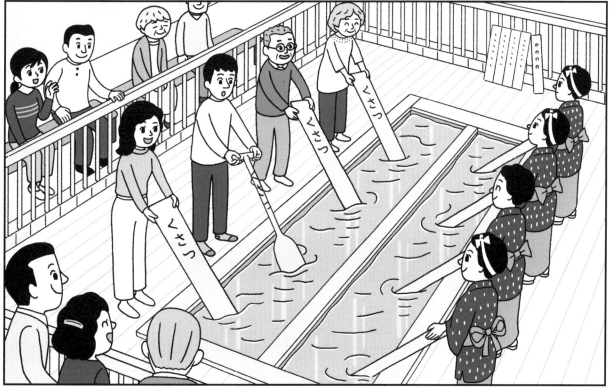

年　　月　　日　　名前

パズル 11 春香る偕楽園の梅まつり〈茨城〉

全部見つけたら、5ページの⑪をぬりましょう

解答は 57 ページにあります

三千本の梅が咲き誇る偕楽園。満開の梅の下で、本格的な野点茶会や多彩な催しを楽しめます。
下の絵は上の絵とちがうところが全部で7個あります。見つけたら○で囲んでください。

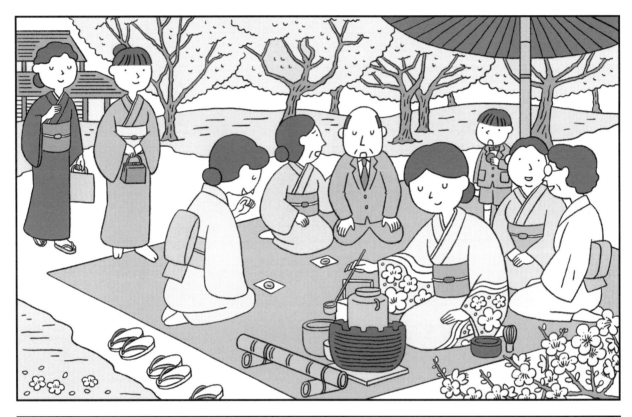

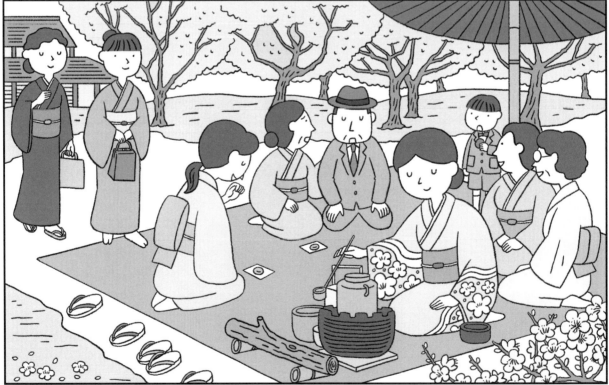

年　　月　　日　　名前

パズル 12 風情ただよう小江戸川越〈埼玉〉

全部見つけたら、5ページの⓬をぬりましょう
解答は58ページにあります

小江戸川越で江戸や明治の歴史情緒を感じながら、おいしい食べ物も満喫しましょう。
下の絵は上の絵とちがうところが全部で7個あります。見つけたら○で囲んでください。

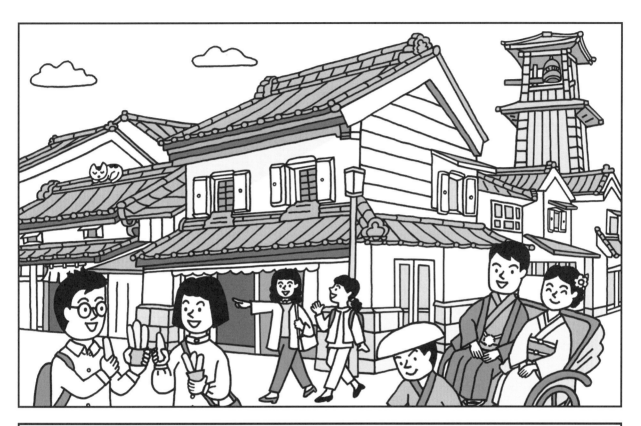

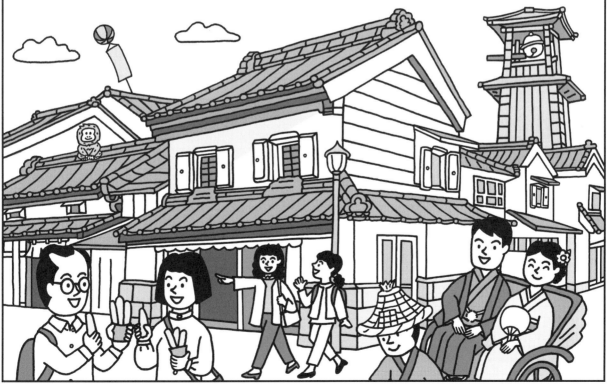

年　　月　　日　　名前

パズル 13 夏を満喫！九十九里浜〈千葉〉

全部見つけたら、5ページの⓭をぬりましょう

解答は58ページにあります

白い砂浜が66kmも続く九十九里浜は、家族や友だちと楽しい夏の思い出がつくれます。下の絵は上の絵とちがうところが全部で7個あります。見つけたら○で囲んでください。

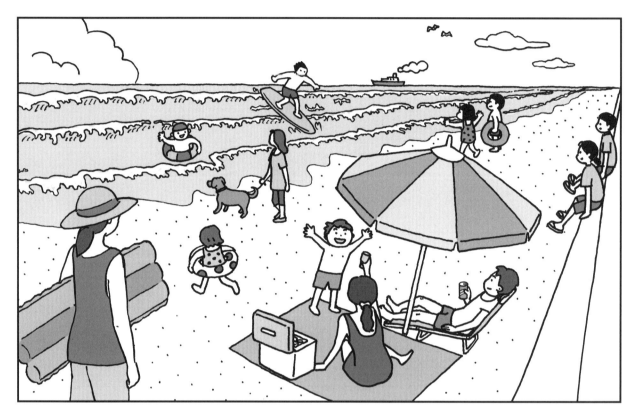

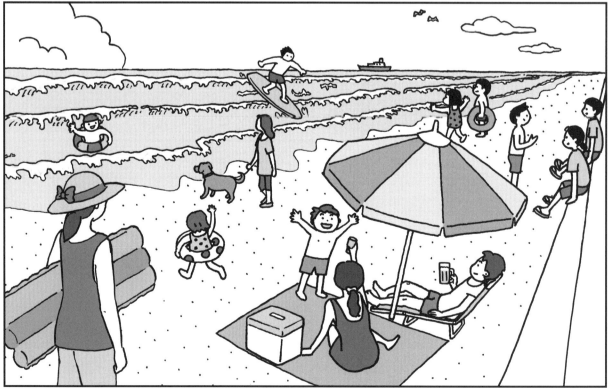

年　　月　　日　　名前

パズル 14 火山の力を感じる大涌谷〈神奈川〉

全部見つけたら、5ページの⑭をぬりましょう

解答は58ページにあります

箱根・大涌谷の温泉名物、黒たまご。食べると寿命が7年延びると言われています。
下の絵は上の絵とちがうところが全部で7個あります。見つけたら○で囲んでください。

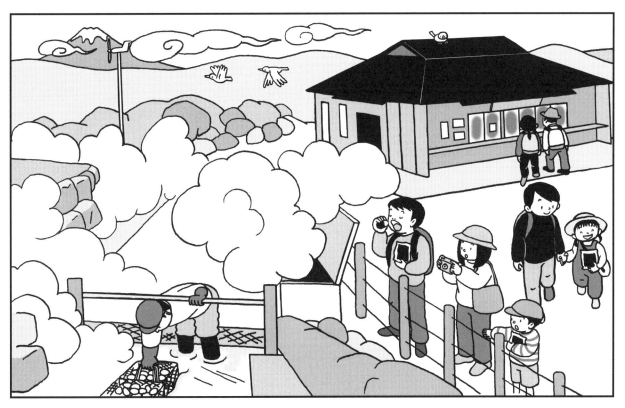

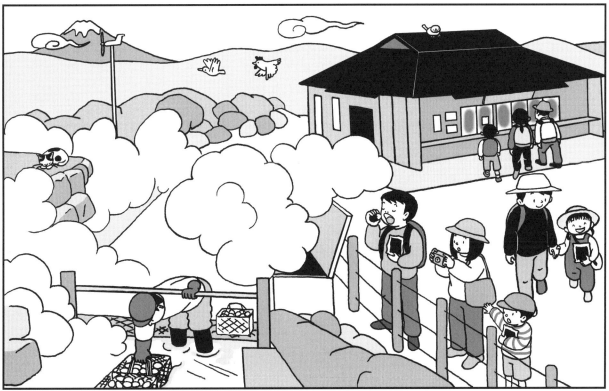

年　　月　　日　　名前

パズル **15**

全部見つけたら、5ページの **15** をぬりましょう
解答は58ページにあります

三社祭は大にぎわい〈東京〉

威勢のよいかけ声とともに神輿(みこし)が練り歩き、江戸の情緒(じょうちょ)を今に伝える浅草のお祭りです。下の絵は上の絵とちがうところが全部で8個あります。見つけたら○で囲んでください。

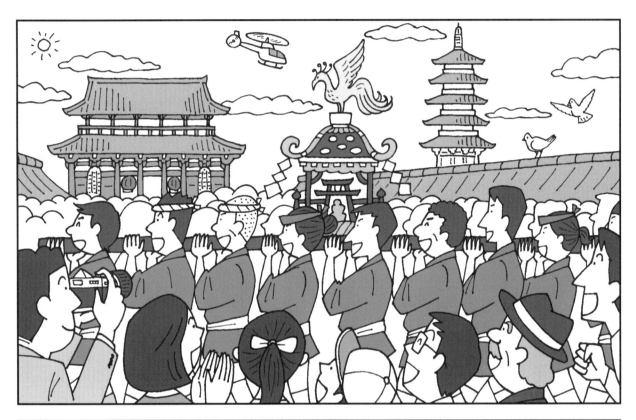

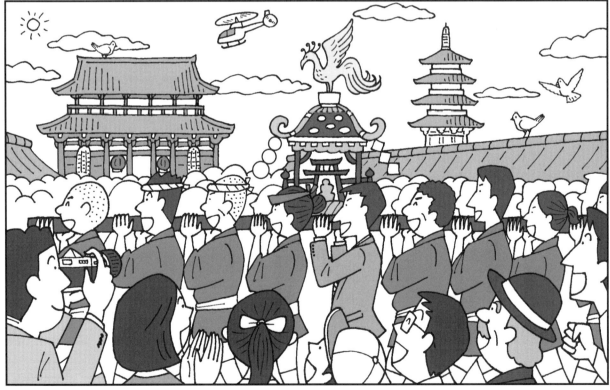

年　　月　　日　　名前

パズル 16 日本のシンボル、東京タワー〈東京〉

全部見つけたら、5ページの 16 をぬりましょう
解答は 58 ページにあります

戦後日本の経済成長を象徴する東京タワー。現在も多くの人々が集まりいこう場所です。
右の絵は左の絵とちがうところが全部で 8 個あります。見つけたら○で囲んでください。

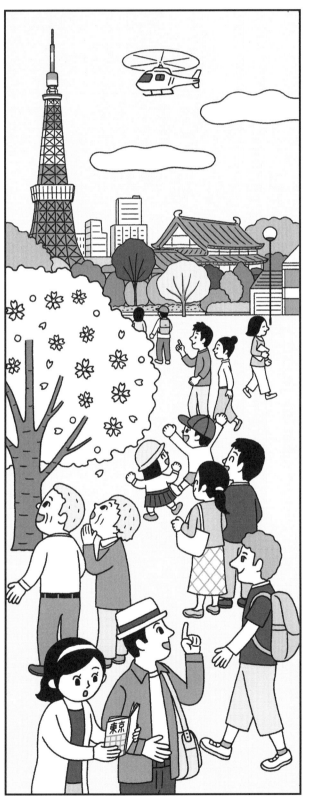
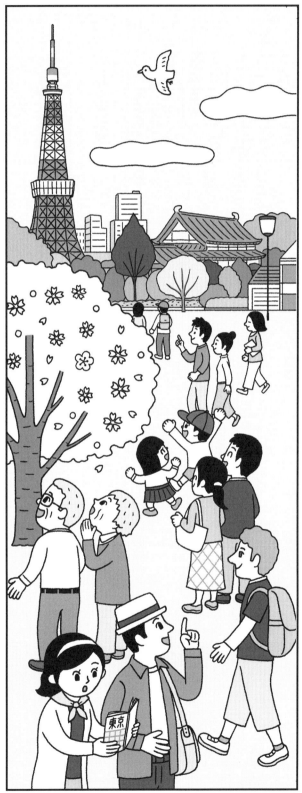

年　　月　　日　　名前

甘くて楽しいブドウ狩り〈山梨〉

全部見つけたら、5ページの17をぬりましょう

解答は58ページにあります

もぎたてブドウのおいしさと甘い香りに笑顔があふれる、心に残る家族の楽しい一日です。下の絵は上の絵とちがうところが全部で8個あります。見つけたら○で囲んでください。

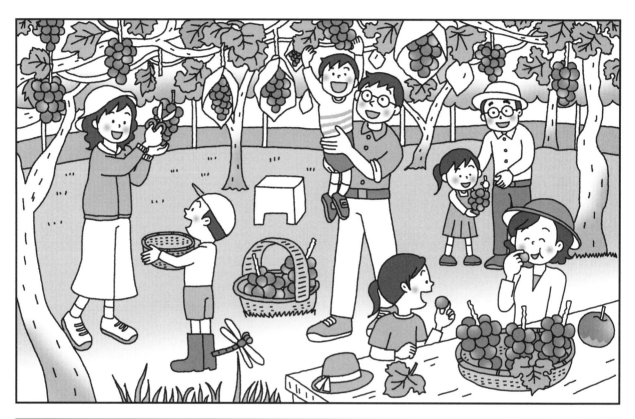

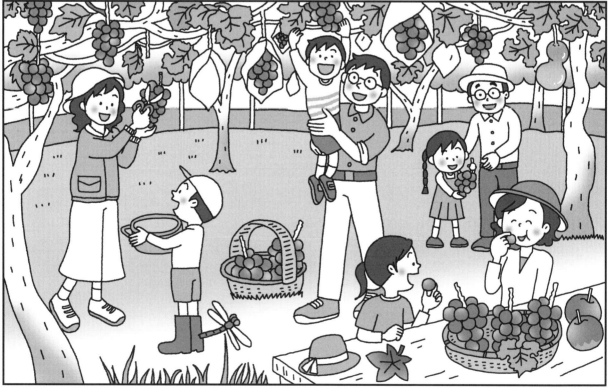

年　　月　　日　　名前

パズル 18 三保松原からのぞむ富士山〈静岡〉

天女が舞い降りたという羽衣伝説が伝わる三保松原。美しい砂浜越しの富士山は絶景です。下の絵は上の絵とちがうところが全部で8個あります。見つけたら○で囲んでください。

全部見つけたら、5ページの18をぬりましょう
解答は59ページにあります

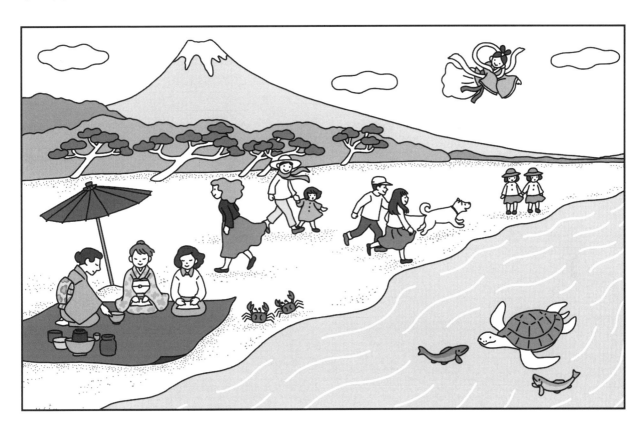

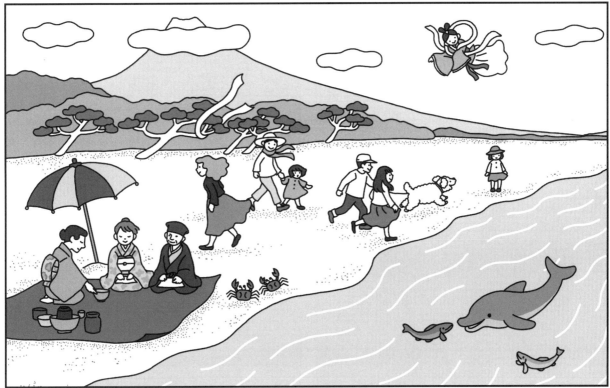

年　月　日　名前

パズル 19 金のしゃちほこ輝く名古屋城〈愛知〉

全部見つけたら、5ページの⑲をぬりましょう

解答は59ページにあります

高さ約2.5mの大きなしゃちほこが守り、徳川家康など戦国武将と深い関わりがあります。右の絵は左の絵とちがうところが全部で8個あります。見つけたら○で囲んでください。

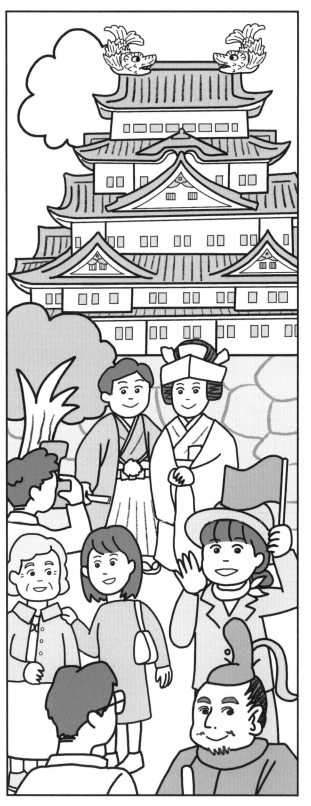
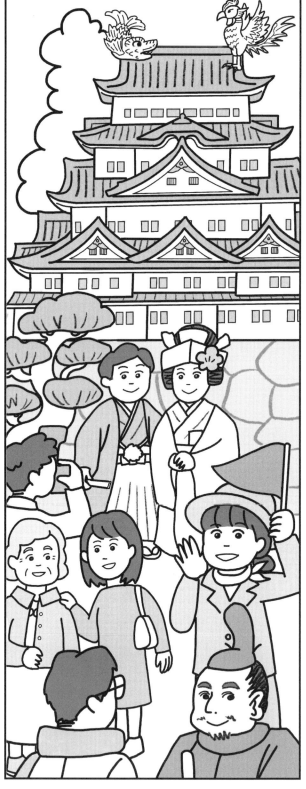

年　月　日　名前

パズル 20 一生に一度は善光寺参り〈長野〉

全部見つけたら、5ページの⑳をぬりましょう
解答は59ページにあります

「牛に引かれて善光寺参り」という文句も有名ですね。参拝したことはありますか？
下の絵は上の絵とちがうところが全部で8個あります。見つけたら○で囲んでください。

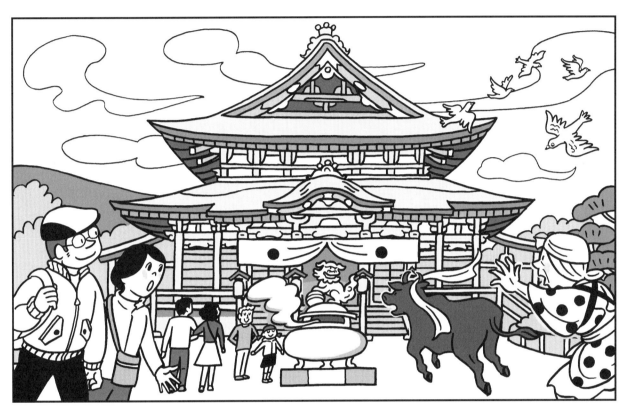

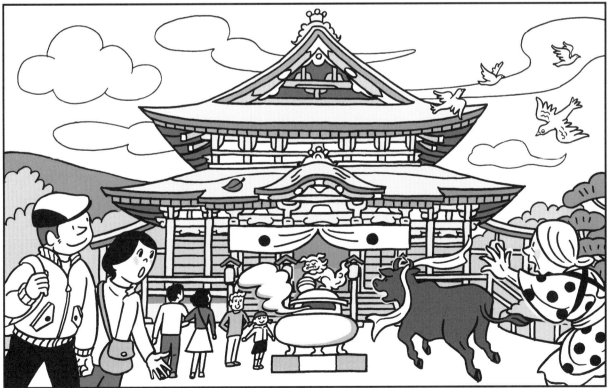

年　　月　　日　　名前

25　脳トレ・介護予防に役立つ まちがいさがし 日本全国名所めぐり編

パズル 21 伝統的な技を楽しむ鵜飼〈岐阜〉

全部見つけたら、5ページの21をぬりましょう
解答は59ページにあります

長良川の夜に幻想的な灯りが広がり、鵜匠と鵜の息のあった妙技に見物人も大興奮です。下の絵は上の絵とちがうところが全部で8個あります。見つけたら○で囲んでください。

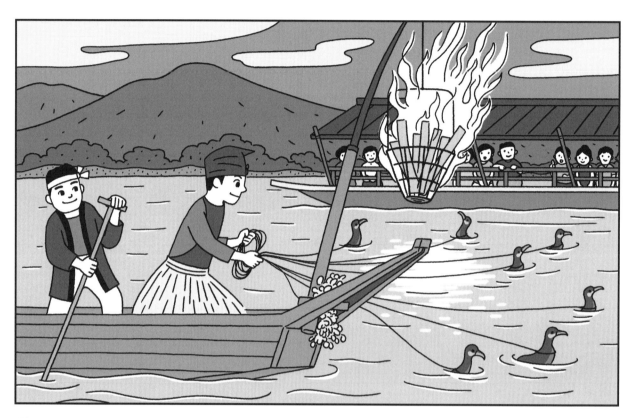

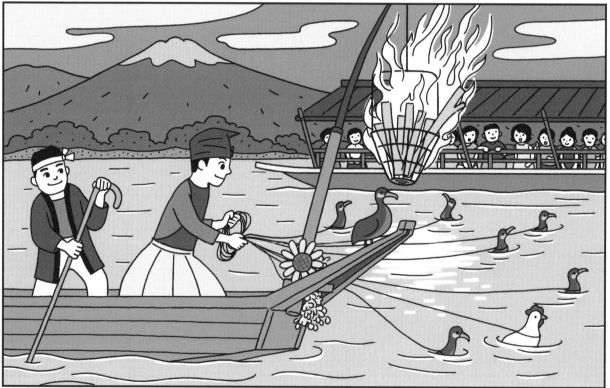

年　　月　　日　　名前

パズル 22 海を身近に佐渡のたらい舟〈新潟〉

全部見つけたら、5ページの 22 をぬりましょう
解答は59ページにあります

もとは磯の漁のために作られたというたらい舟。磯の様子ものぞけて海を身近に楽しめます。右の絵は左の絵とちがうところが全部で9個あります。見つけたら○で囲んでください。

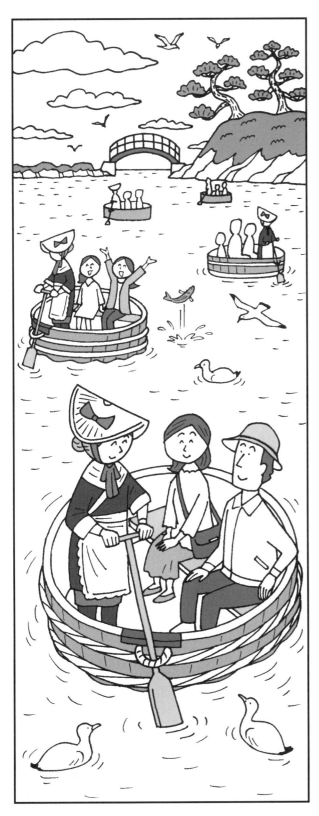
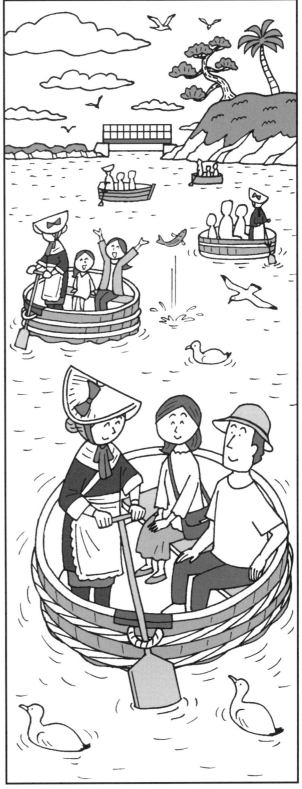

年　月　日　名前

パズル 23 秘境にたたずむ黒部ダム〈富山〉

全部見つけたら、5ページの 23 をぬりましょう
解答は59ページにあります

雄大な黒部ダムで自然と技術の奇跡を体感！ 放水の迫力と絶景に心が躍る旅を楽しめます。
右の絵は左の絵とちがうところが全部で9個あります。見つけたら○で囲んでください。

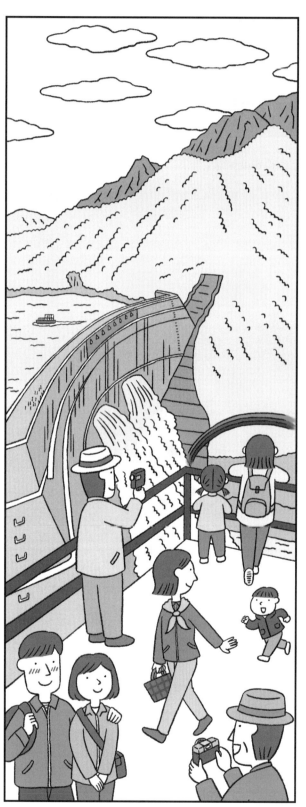
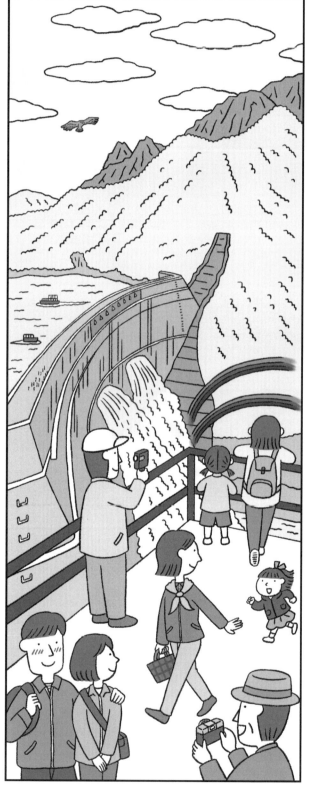

年　　月　　日　　名前

パズル 24 雪に彩られた冬の兼六園〈石川〉

全部見つけたら、5ページの24をぬりましょう

解答は60ページにあります

職人たちの伝統技術で園内の木々を守る雪吊り。金沢の冬の景色に一層の趣を加えてくれます。
右の絵は左の絵とちがうところが全部で9個あります。見つけたら○で囲んでください。

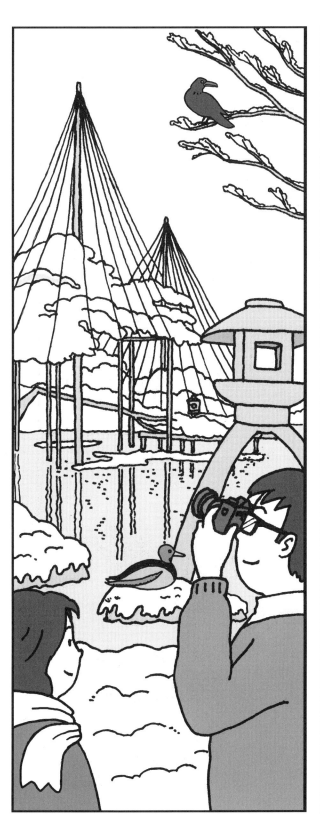
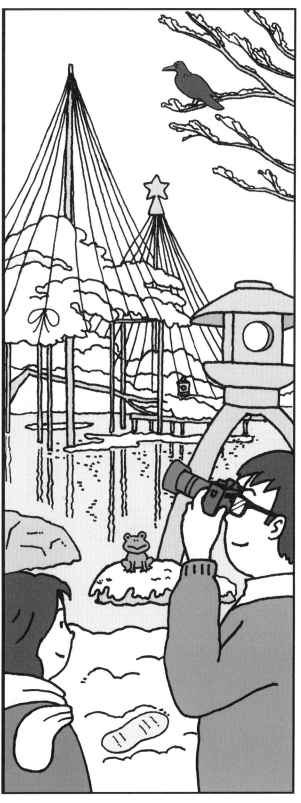

年　月　日　名前

パズル 25 心静かに永平寺で座禅修行〈福井〉

全部見つけたら、5ページの 25 をぬりましょう
解答は60ページにあります

座禅修行を通じて道元禅師の教えを体感。心も体もリフレッシュできる特別なひとときです。
右の絵は左の絵とちがうところが全部で9個あります。見つけたら○で囲んでください。

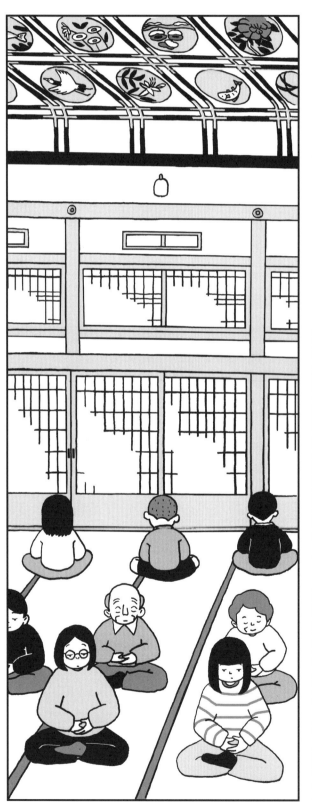
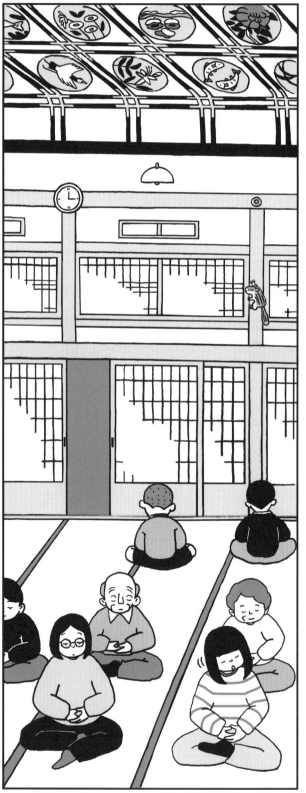

年　　月　　日　　名前

脳トレ・介護予防に役立つ まちがいさがし 日本全国名所めぐり編　30

パズル 26 歴史感じる瀬田の唐橋〈滋賀〉

近江八景である琵琶湖をのぞみ、ことわざの「急がば回れ」の語源になった歴史ある橋です。下の絵は上の絵とちがうところが全部で9個あります。見つけたら○で囲んでください。

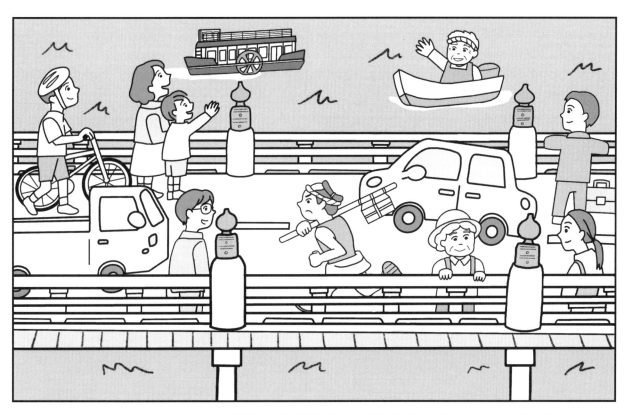

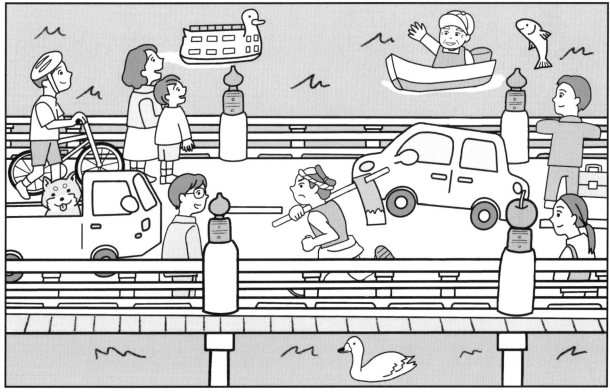

年　　月　　日　　名前

パズル 27 古都の絶景をのぞむ清水寺〈京都〉

全部見つけたら、5ページの27をぬりましょう

解答は60ページにあります

四季折々の風景が美しい古寺。京都の景色を存分に眺められ、修学旅行生にも人気です。
右の絵は左の絵とちがうところが全部で9個あります。見つけたら○で囲んでください。

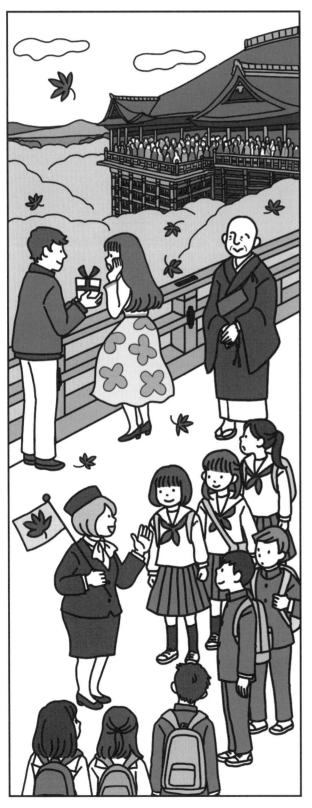
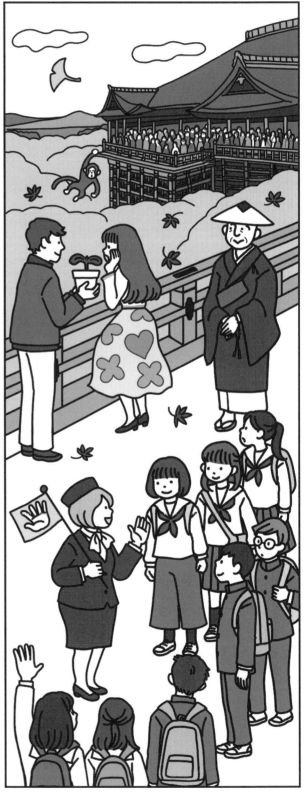

年　　　月　　　日　　名前

パズル 28 雅を感じる祇園と舞妓〈京都〉

全部見つけたら、5ページの㉘をぬりましょう
解答は60ページにあります

昔ながらの街並みを優雅な姿の舞妓が歩いていきます。古都・京都ならではの情景ですね。
右の絵は左の絵とちがうところが全部で9個あります。見つけたら○で囲んでください。

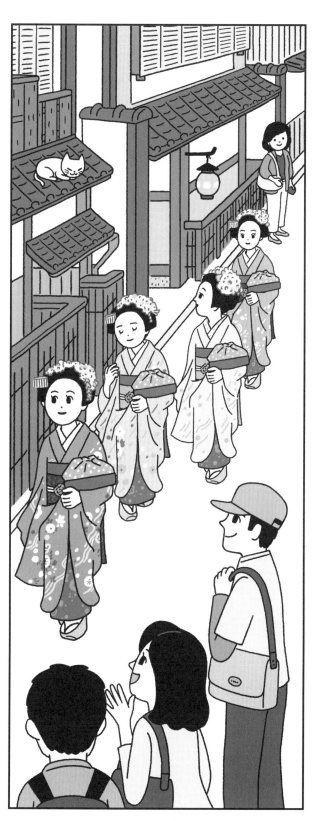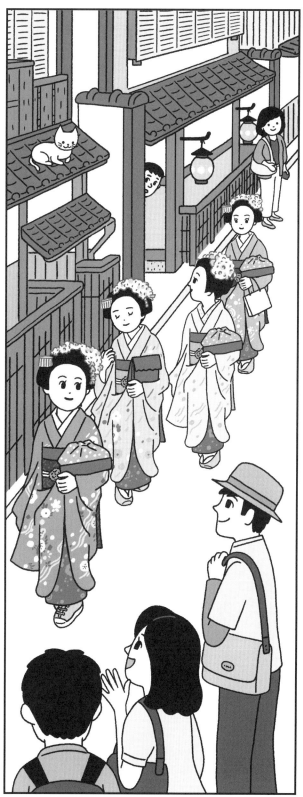

年　　月　　日　　名前

情緒あふれる神戸北野異人館街〈兵庫〉

全部見つけたら、5ページの㉙をぬりましょう

解答は60ページにあります

神戸の高台に美しい西洋建築が立ち並ぶ街並みを歩き、異文化の魅力を存分に楽しめます。
右の絵は左の絵とちがうところが全部で10個あります。見つけたら○で囲んでください。

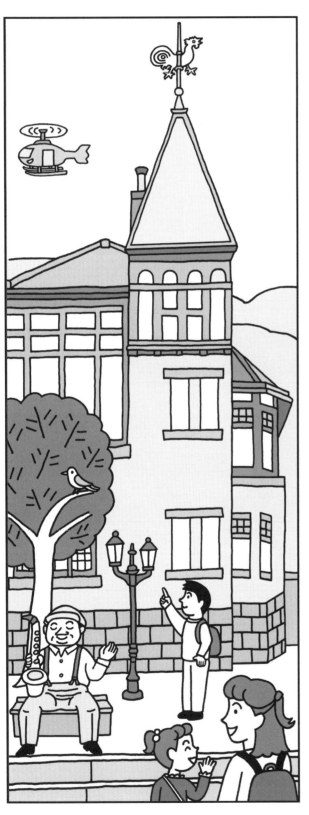
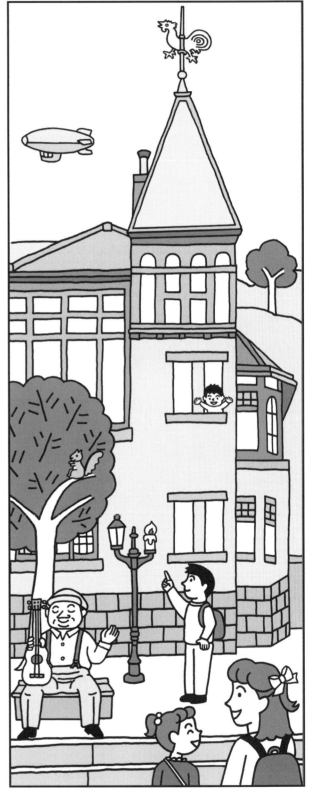

年　　月　　日　　名前

パズル **30**

全部見つけたら、5ページの ㉚ をぬりましょう

解答は61ページにあります

静寂(せいじゃく)な森に包まれた伊勢神宮〈三重〉

「お伊勢さん」として古くから親しまれてきた伊勢神宮。その中心・内宮(ないくう)への参道です。
下の絵は上の絵とちがうところが全部で10個あります。見つけたら○で囲んでください。

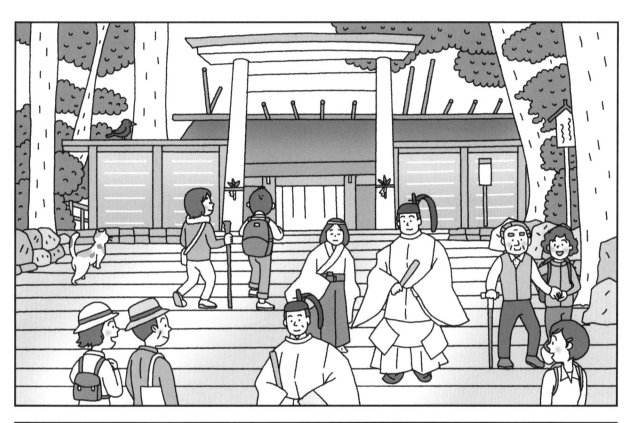

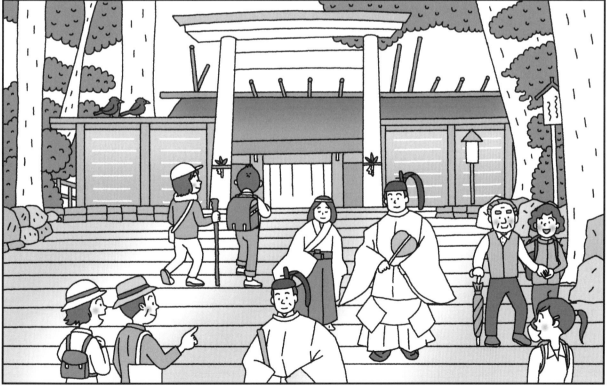

年　　月　　日　　名前

パズル 31 大阪名物通天閣とたこ焼き〈大阪〉

全部見つけたら、5ページの31をぬりましょう
解答は61ページにあります

通天閣を眺めながらたこ焼きを満喫！ おいしいものがいっぱいで食いだおれてしまいそう。
右の絵は左の絵とちがうところが全部で10個あります。見つけたら○で囲んでください。

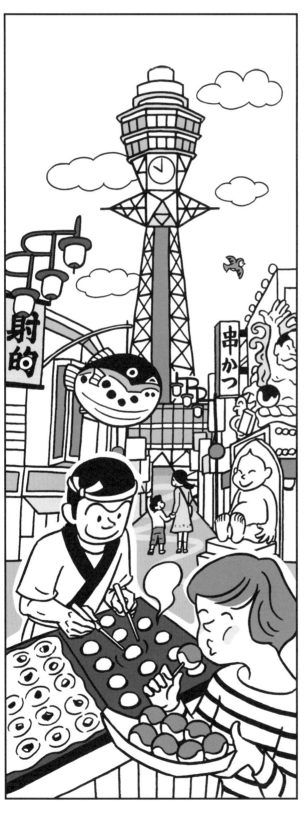
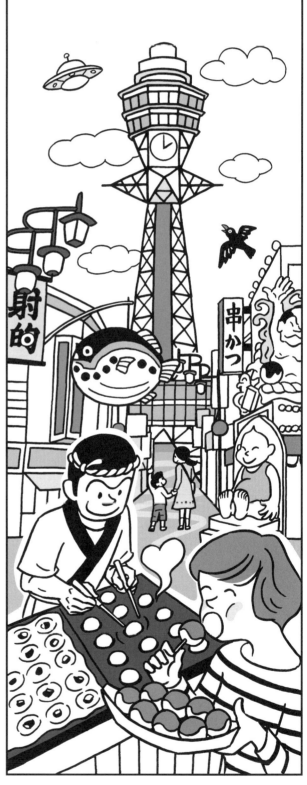

年　　月　　日　　名前

パズル 32

全部見つけたら、5ページの 32 をぬりましょう
解答は 61 ページにあります

東大寺南大門前に集う鹿〈奈良〉

鎌倉時代再建の南大門の迫力に圧倒されていると、エサを求めて鹿が集まってきました。
下の絵は上の絵とちがうところが全部で 10 個あります。見つけたら○で囲んでください。

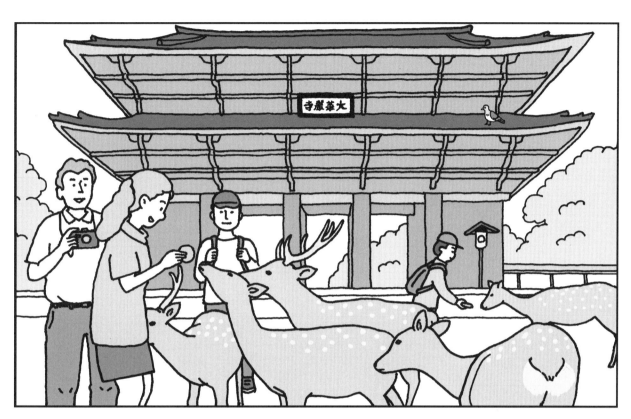

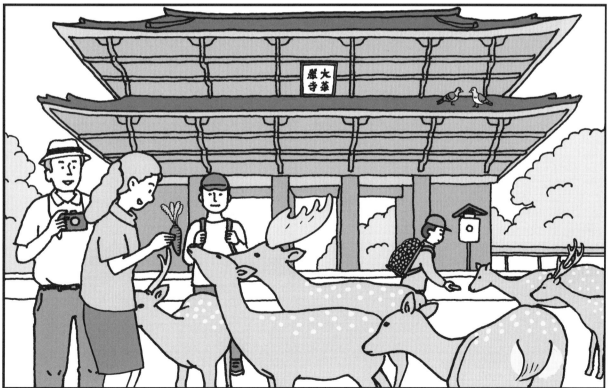

年　月　日　名前

パズル 33 修験者往き交う熊野古道〈和歌山〉

全部見つけたら、5ページの 33 をぬりましょう
解答は 61 ページにあります

修験者も歩く厳かな道。広がる大自然に癒やされて、自分と向き合う特別な時間を持てます。
右の絵は左の絵とちがうところが全部で 10 個あります。見つけたら○で囲んでください。

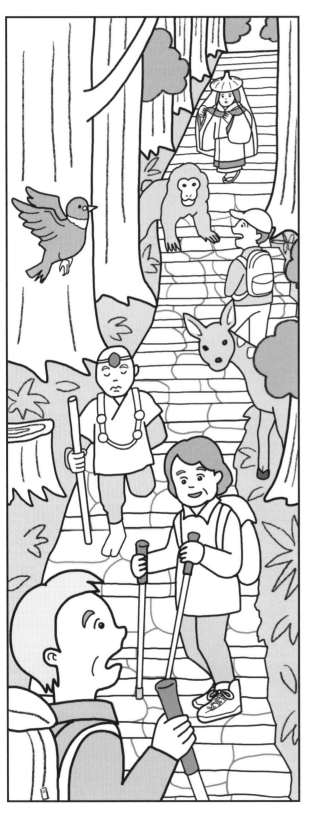
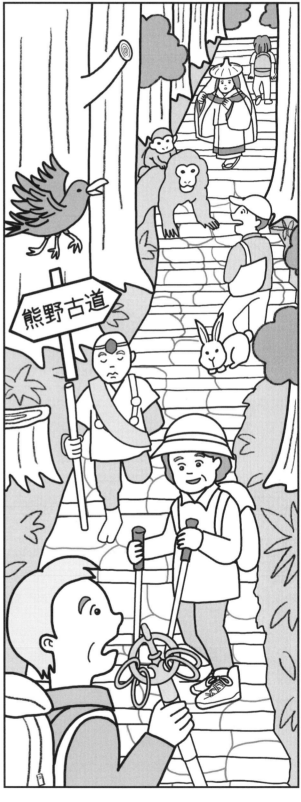

年　月　日　　名前

パズル 34 鳥取砂丘でラクダ乗り体験〈鳥取〉

全部見つけたら、5ページの 34 をぬりましょう

解答は61ページにあります

ラクダの背に揺られてのんびり冒険の世界へ！日本最大級の砂丘と日本海の景色が楽しめます。下の絵は上の絵とちがうところが全部で10個あります。見つけたら○で囲んでください。

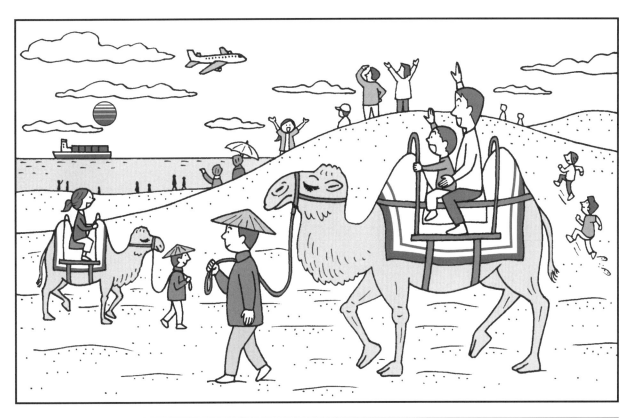

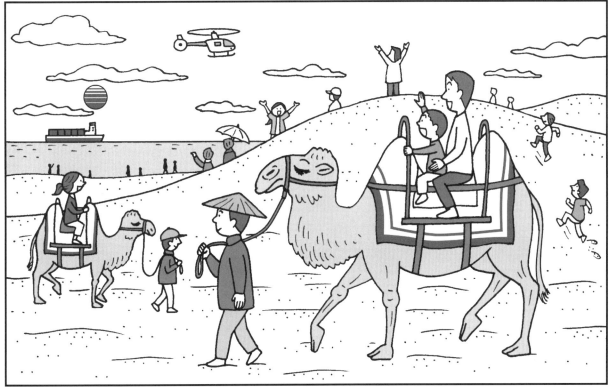

年　　月　　日　　名前

パズル 35 神話が息づく出雲大社〈島根〉

全部見つけたら、5ページの **35** をぬりましょう

解答は61ページにあります

大注連縄（おおしめなわ）が目を引く荘厳（そうごん）な神楽殿（かぐらでん）。縁結びを祈りつつ、日本神話の世界に心ひかれます。
下の絵は上の絵とちがうところが全部で10個あります。見つけたら○で囲んでください。

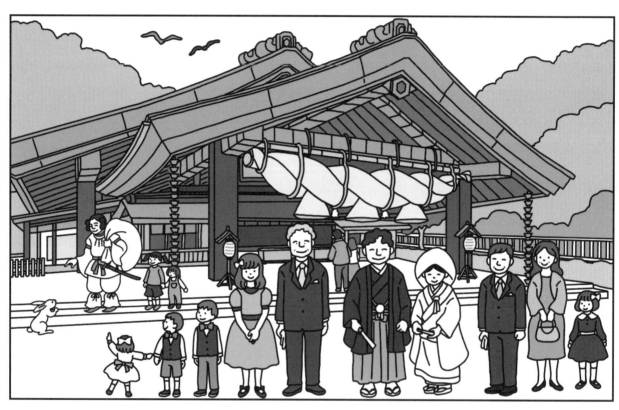

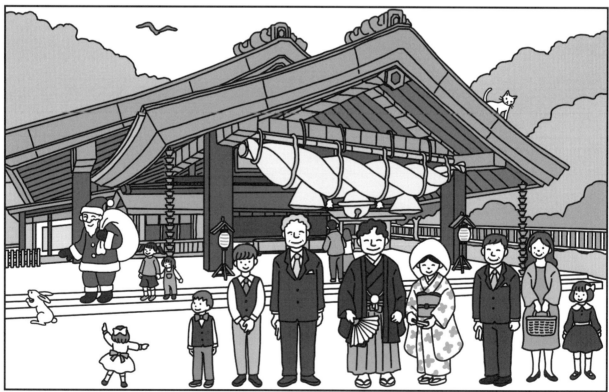

年　　月　　日　　名前

脳トレ・介護予防に役立つ まちがいさがし 日本全国名所めぐり編　40

パズル 36 探検気分を味わう秋芳洞〈山口〉

全部見つけたら、5ページの 36 をぬりましょう
解答は62ページにあります

広大で幻想的な地下空間の鍾乳洞。壮大な鍾乳石や自然が生み出した造形美が見事です。
右の絵は左の絵とちがうところが全部で10個あります。見つけたら○で囲んでください。

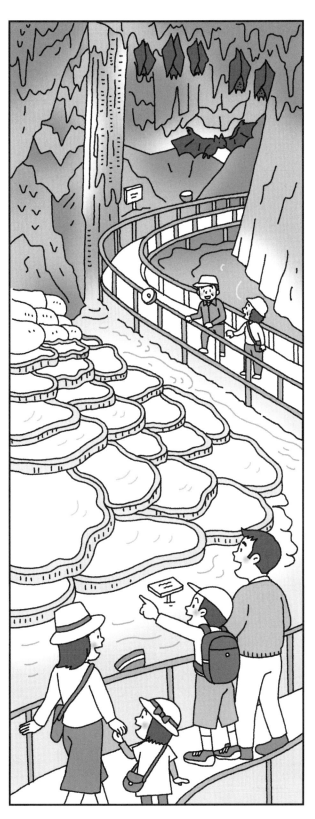
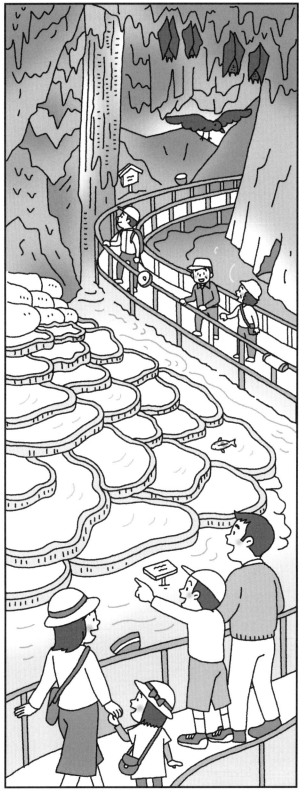

年　月　日　名前

パズル 37 海にたたずむ厳島神社〈広島〉

全部見つけたら、5ページの 37 をぬりましょう
解答は62ページにあります

海に浮かぶ鳥居と社殿は潮の満ち引きで姿を変えます。平清盛にも愛された安芸の宮島です。
右の絵は左の絵とちがうところが全部で11個あります。見つけたら○で囲んでください。

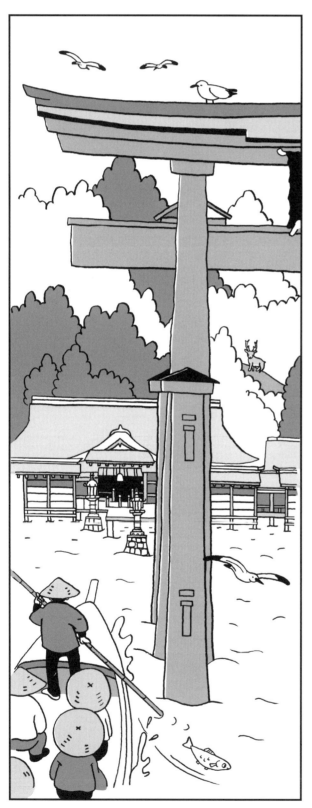
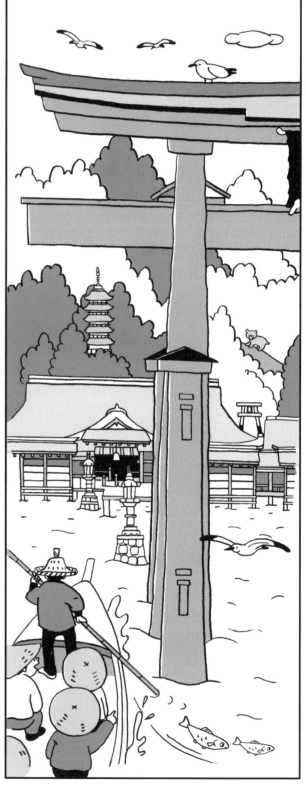

年　　月　　日　　名前

パズル 38 歴史感じる倉敷美観地区〈岡山〉

全部見つけたら、5ページの 38 をぬりましょう
解答は 62 ページにあります

和風建築と洋風建築が調和した風情あふれる街並みを、川舟に乗って楽しみましょう。
下の絵は上の絵とちがうところが全部で 11 個あります。見つけたら○で囲んでください。

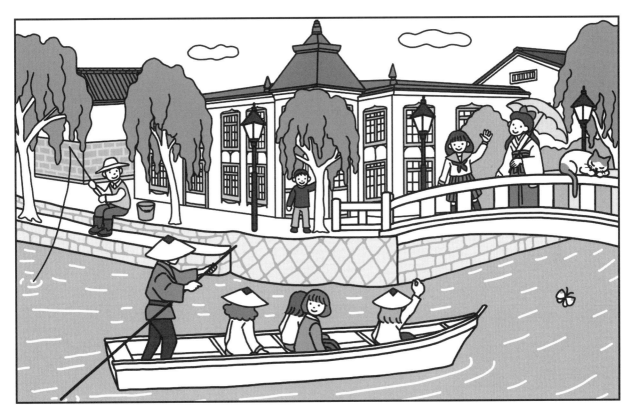

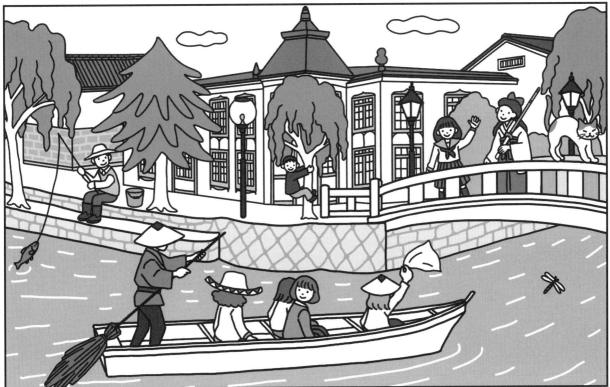

年　月　日　名前

パズル 39 長い石段の金刀比羅宮〈香川〉

全部見つけたら、5ページの㊴をぬりましょう
解答は62ページにあります

海の守り神として信仰される本宮までの石段は785段！ かつては駕籠で上ることもできました。
下の絵は上の絵とちがうところが全部で11個あります。見つけたら○で囲んでください。

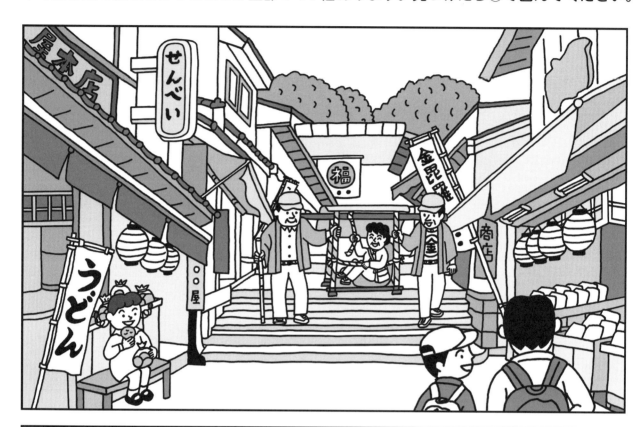

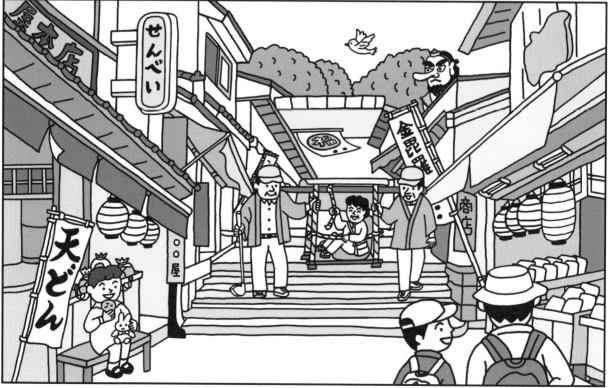

年　　月　　日　　名前

パズル 40 踊らにゃそんな阿波おどり〈徳島〉

全部見つけたら、5ページの 40 をぬりましょう
解答は62ページにあります

陽気なリズムを聞けば、心も体も踊りだす。踊り手の躍動感と観客の熱狂が一体となります。右の絵は左の絵とちがうところが全部で11個あります。見つけたら○で囲んでください。

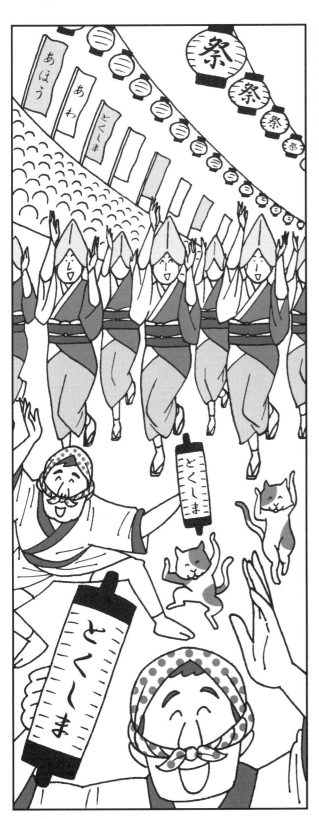
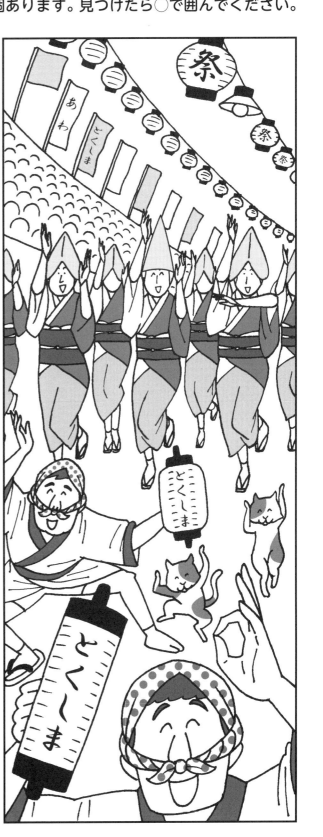

年　　月　　日　　名前

パズル 41 日本最古の湯・道後温泉〈愛媛〉

全部見つけたら、5ページの 41 をぬりましょう
解答は 62 ページにあります

夏目漱石の『坊っちゃん』にも描かれた由緒ある温泉。聖徳太子も入ったと言われています。
右の絵は左の絵とちがうところが全部で 11 個あります。見つけたら○で囲んでください。

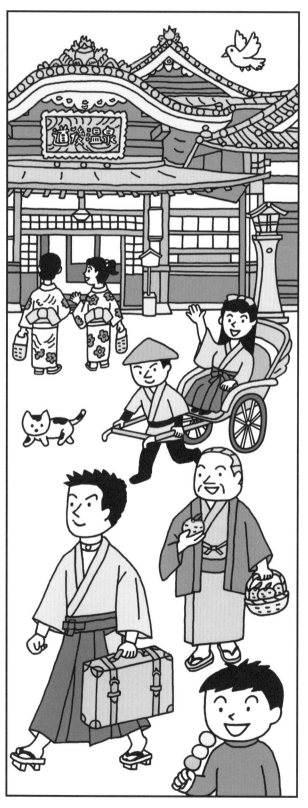
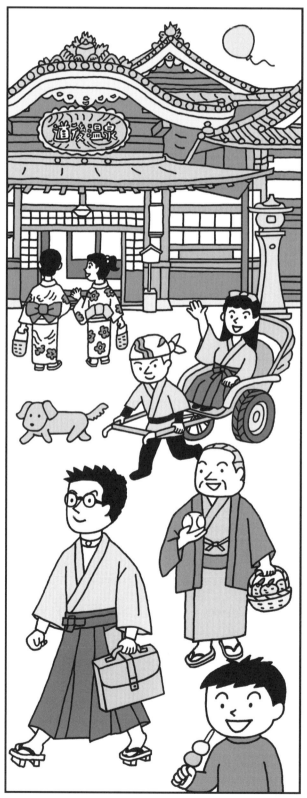

年　　月　　日　　名前

パズル 42

全部見つけたら、5ページの 42 をぬりましょう

解答は63ページにあります

志感じる桂浜と坂本龍馬像〈高知〉

海の向こうを見つめる坂本龍馬像が立つ絶景。海風に包まれながら心は幕末の時代へ。
右の絵は左の絵とちがうところが全部で11個あります。見つけたら○で囲んでください。

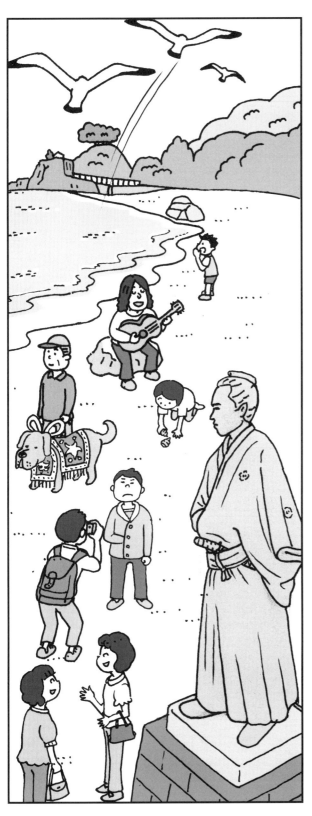
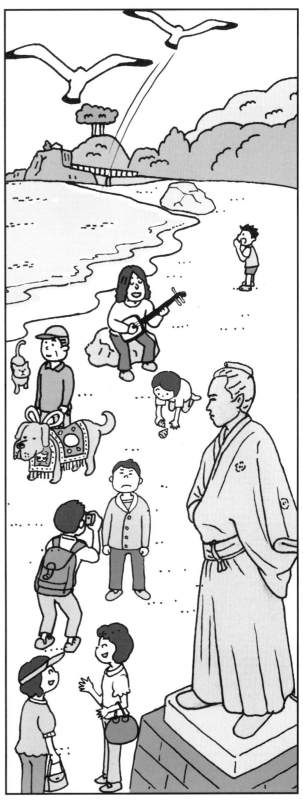

年　　月　　日　　名前

パズル 43 梅香る太宰府天満宮〈福岡〉

学問の神様・菅原道真を祀る太宰府天満宮。満開の梅が香る境内で、願いを込めて参拝します。
右の絵は左の絵とちがうところが全部で11個あります。見つけたら○で囲んでください。

全部見つけたら、5ページの 43 をぬりましょう
解答は63ページにあります

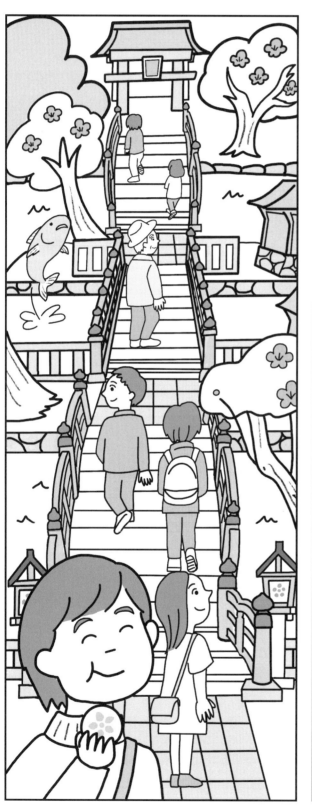
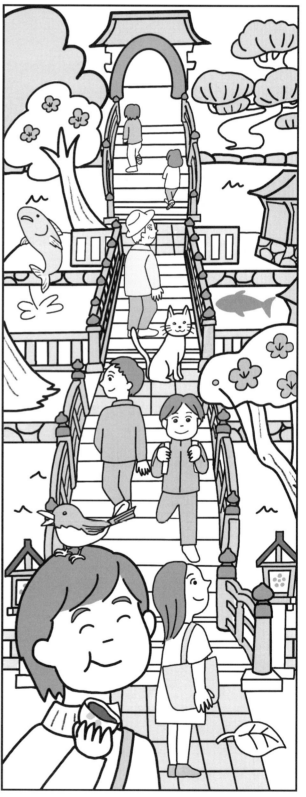

年　月　日　名前

曳山が輝く唐津くんち〈佐賀〉

全部見つけたら、5ページの44をぬりましょう
解答は63ページにあります

豪華絢爛で精緻なデザインの曳山14台が街を練り歩きます。唐津市が誇る秋の祭りです。
右の絵は左の絵とちがうところが全部で12個あります。見つけたら○で囲んでください。

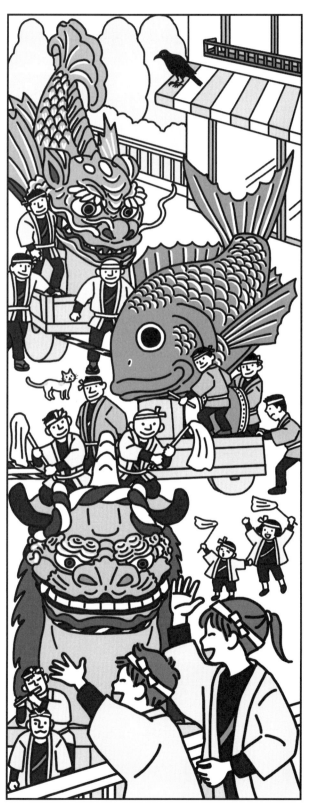
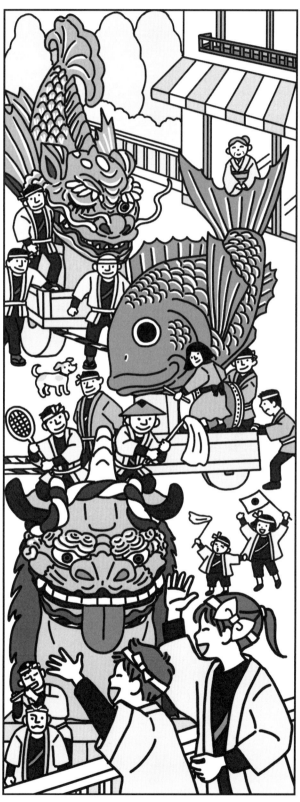

年　　月　　日　　　名前

パズル 45

全部見つけたら、5ページの45をぬりましょう

解答は63ページにあります

祈りに満ちた大浦天主堂〈長崎〉

日本最古の現存する教会堂。美しいステンドグラスが輝き、信仰の歴史を感じられる空間です。
右の絵は左の絵とちがうところが全部で12個あります。見つけたら○で囲んでください。

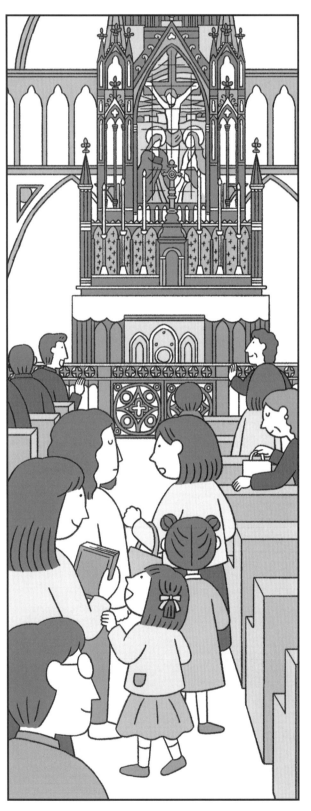
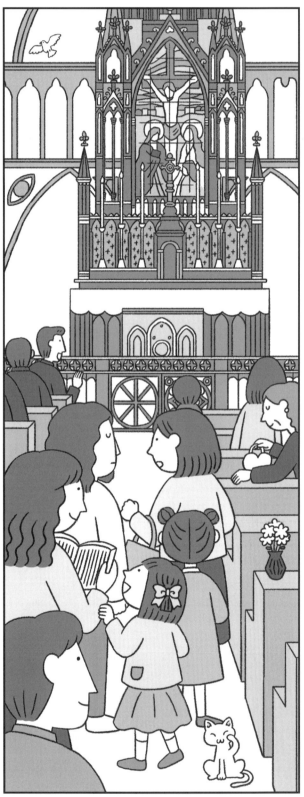

年　　月　　日　　名前

パズル 46

全部見つけたら、5ページの **46** をぬりましょう

解答は63ページにあります

眺めとお湯を楽しむ湯布院〈大分〉

四季折々の雄大な景色を楽しみながら浸かる露天風呂。心地よい湯に癒やされるひとときです。下の絵は上の絵とちがうところが全部で12個あります。見つけたら○で囲んでください。

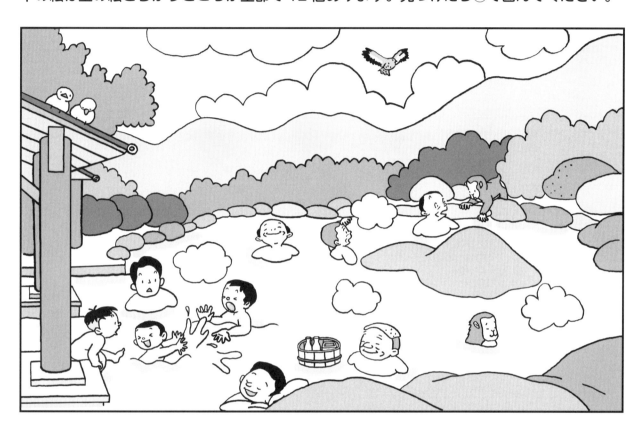

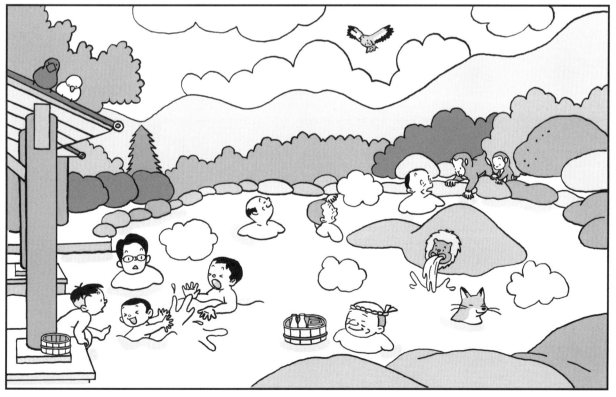

年　　月　　日　　名前

パズル 47 阿蘇の草千里で乗馬体験〈熊本〉

全部見つけたら、5ページの 47 をぬりましょう
解答は 63 ページにあります

噴煙を上げる中岳をはじめ、雄大な阿蘇の風景を眺めながら、乗馬体験を楽しみましょう。
下の絵は上の絵とちがうところが全部で 12 個あります。見つけたら○で囲んでください。

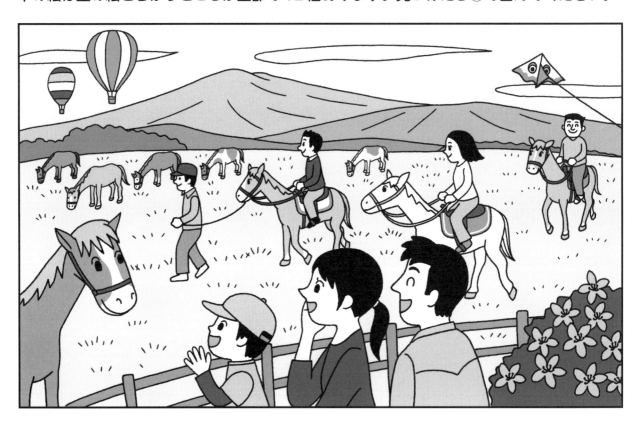

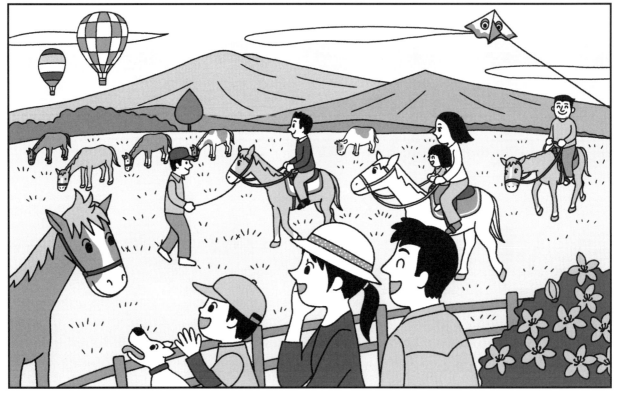

年　　月　　日　　名前

パズル 48　新婚旅行のメッカ、日南海岸〈宮崎〉

全部見つけたら、5ページの 48 をぬりましょう
解答は64ページにあります

南国の風に吹かれ、青い空と海に囲まれた宮崎は、新婚旅行ブームに沸きました。
下の絵は上の絵とちがうところが全部で12個あります。見つけたら○で囲んでください。

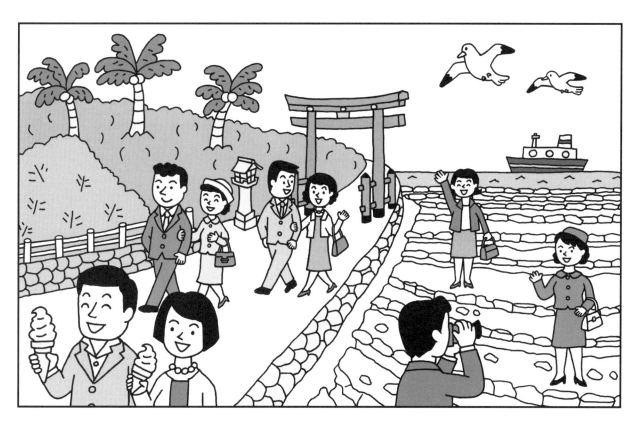

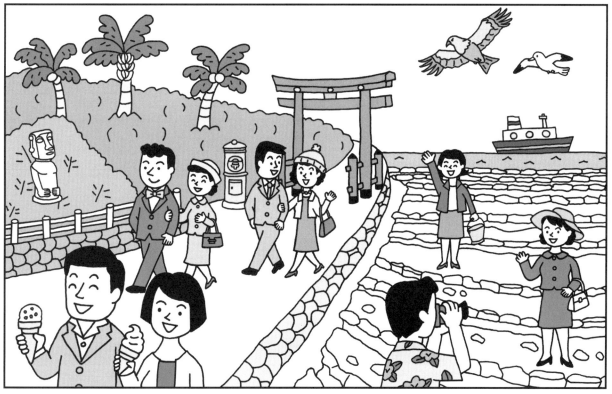

年　　月　　日　　名前

パズル 49 心まで温まる砂蒸し温泉〈鹿児島〉

全部見つけたら、5ページの49をぬりましょう
解答は64ページにあります

温かい砂をかけてもらい全身ぽかぽかに。砂の心地よい重みが日頃の疲れを癒やします。
下の絵は上の絵とちがうところが全部で12個あります。見つけたら○で囲んでください。

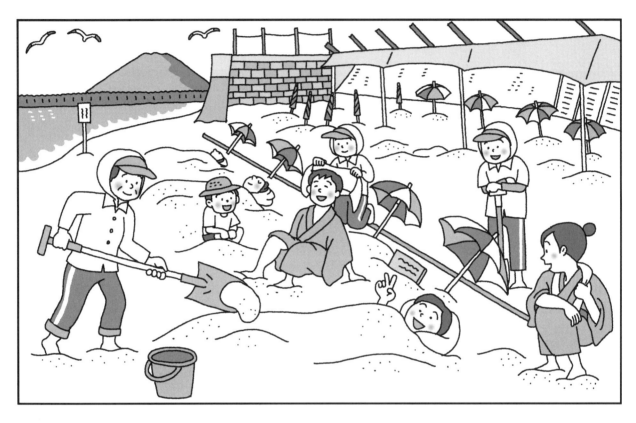

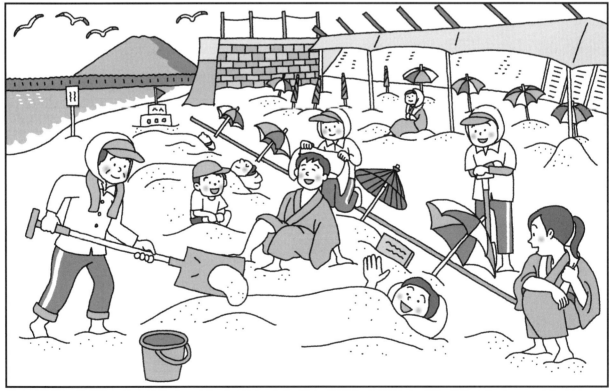

年　　月　　日　　名前

パズル 50 喜び分かち合うカチャーシー〈沖縄〉

全部見つけたら、5ページの 50 をぬりましょう

解答は64ページにあります

リズミカルな音楽に合わせて自由に踊るカチャーシーは、沖縄の伝統的な踊りです。
右の絵は左の絵とちがうところが全部で12個あります。見つけたら○で囲んでください。

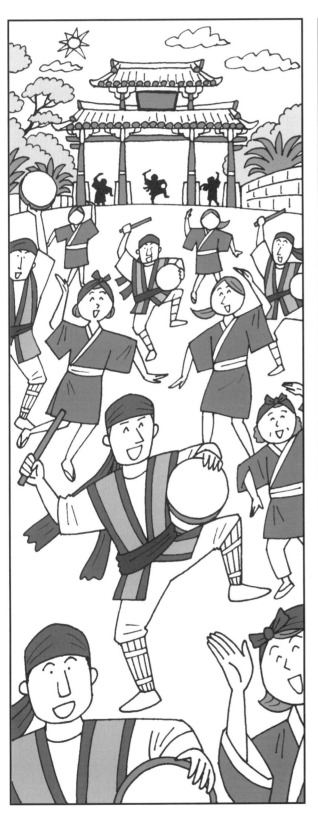
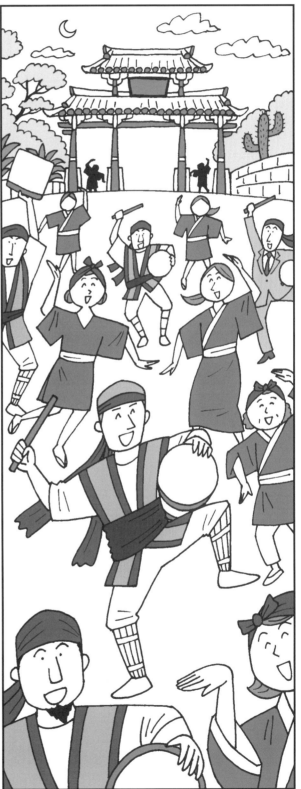

年　　月　　日　　名前

脳トレ・介護予防に役立つ
まちがいさがし
日本全国名所めぐり編

解答

❶ 雪景色に映える時計台〈北海道〉

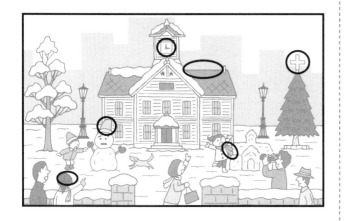

❷ 函館山から見下ろす絶景〈北海道〉

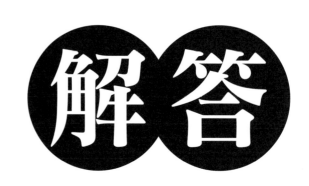

❸ 迫力満点、青森ねぶた祭〈青森〉

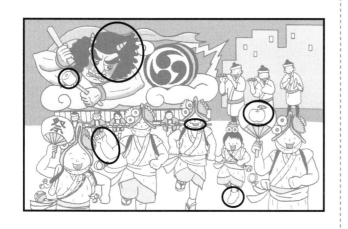

❹ 夜に輝く秋田竿燈まつり〈秋田〉

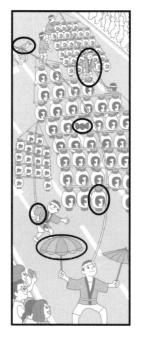

❺ 古の栄華を偲ぶ金色堂〈岩手〉

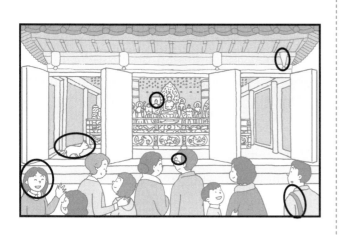

56

❼ 仙台七夕まつりの吹き流し〈宮城〉

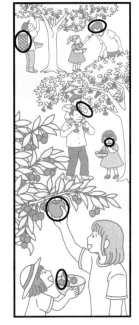

❻ 家族でサクランボ狩り〈山形〉

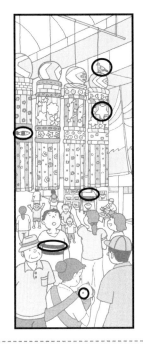

❾ 大自然の力を感じる華厳滝(けごんのたき)〈栃木〉

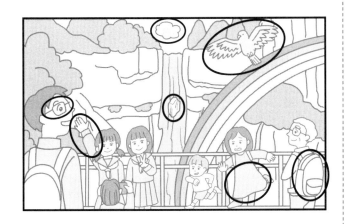

❽ 水芭蕉(みずばしょう)広がる初夏の尾瀬沼(おぜぬま)〈福島〉

⓫ 春香る偕楽園(かいらくえん)の梅まつり〈茨城〉

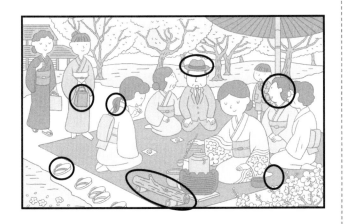

❿ 湯もみを楽しむ草津温泉〈群馬〉

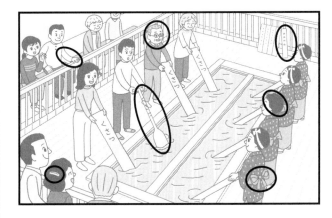

⑬ 夏を満喫！九十九里浜〈千葉〉

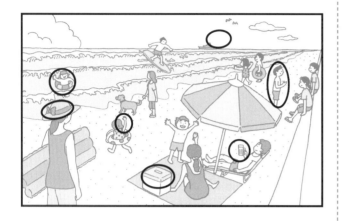

⑫ 風情ただよう小江戸川越〈埼玉〉

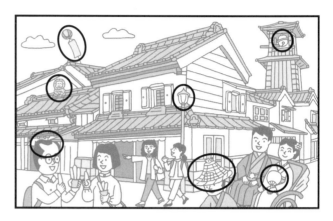

⑮ 三社祭は大にぎわい〈東京〉

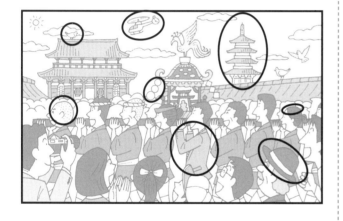

⑭ 火山の力を感じる大涌谷〈神奈川〉

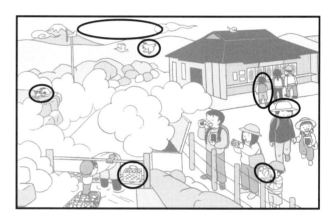

⑰ 甘くて楽しいブドウ狩り〈山梨〉

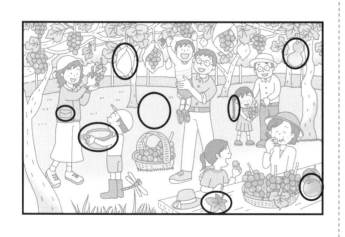

⑯ 日本のシンボル、東京タワー〈東京〉

⑱ 三保松原(みほのまつばら)からのぞむ富士山〈静岡〉

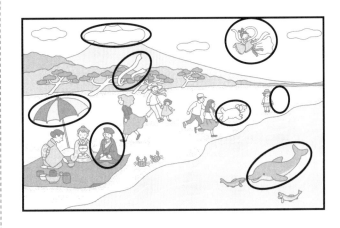

⑲ 金のしゃちほこ輝く名古屋城〈愛知〉

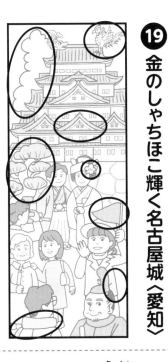

⑳ 一生に一度は善光寺(ぜんこうじ)参り〈長野〉

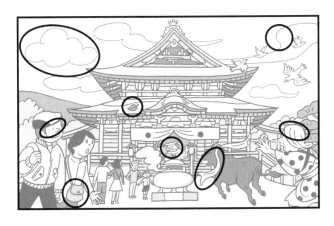

㉑ 伝統的な技を楽しむ鵜飼(うかい)〈岐阜〉

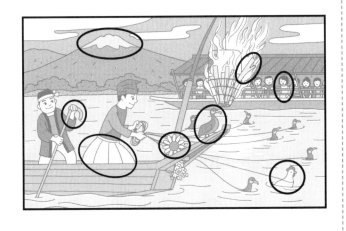

㉒ 海を身近に佐渡のたらい舟〈新潟〉

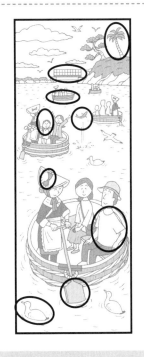

㉓ 秘境(ひきょう)にたたずむ黒部ダム〈富山〉

59

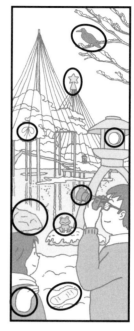
㉔ 雪に彩られた冬の兼六園〈石川〉

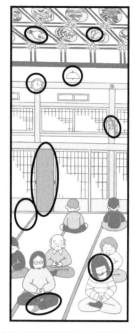
㉕ 心静かに永平寺で座禅修行〈福井〉

㉖ 歴史感じる瀬田の唐橋〈滋賀〉
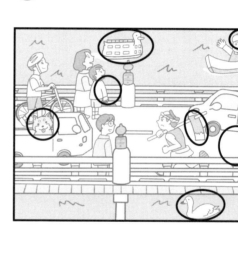

㉗ 古都の絶景をのぞむ清水寺〈京都〉

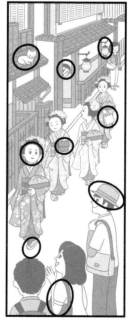
㉘ 雅を感じる祇園と舞妓〈京都〉

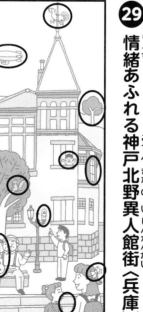
㉙ 情緒あふれる神戸北野異人館街〈兵庫〉

60

30 静寂な森に包まれた伊勢神宮〈三重〉

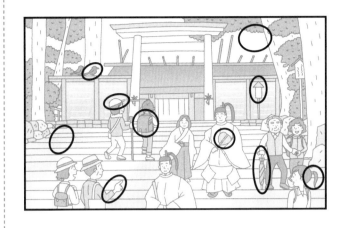

31 大阪名物通天閣とたこ焼き〈大阪〉

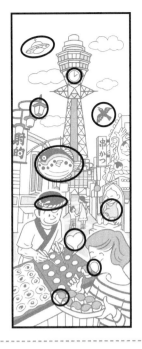

32 東大寺南大門前に集う鹿〈奈良〉

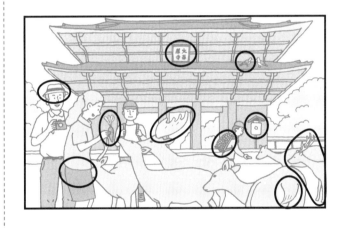

33 修験者往き交う熊野古道〈和歌山〉

34 鳥取砂丘でラクダ乗り体験〈鳥取〉

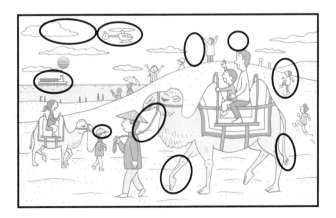

35 神話が息づく出雲大社〈島根〉

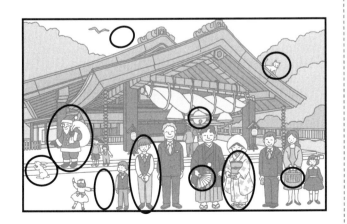

㊲ 海にたたずむ厳島（いつくしま）神社 〈広島〉

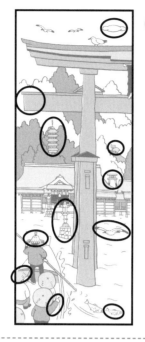

㊱ 探検気分を味わう秋芳洞（あきよしどう） 〈山口〉

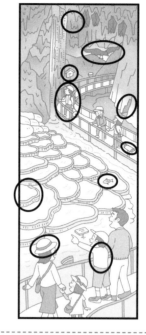

㊴ 長い石段の金刀比羅宮（ことひらぐう）〈香川〉

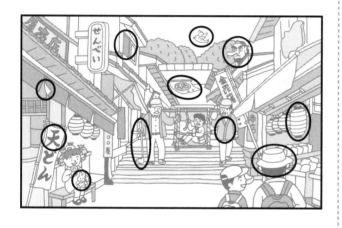

㊳ 歴史感じる倉敷美観地区〈岡山〉

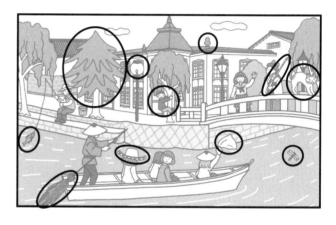

㊶ 日本最古の湯・道後（どうご）温泉 〈愛媛〉

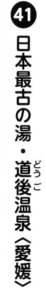

㊵ 踊らにゃそんな阿波（あわ）おどり 〈徳島〉

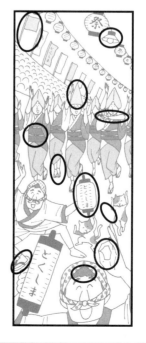

62

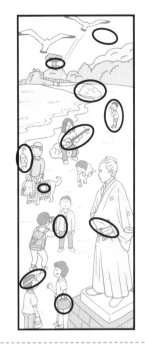
㊷ 志感じる桂浜と坂本龍馬像〈高知〉

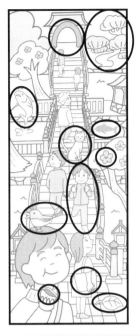
㊸ 梅香る太宰府天満宮〈福岡〉

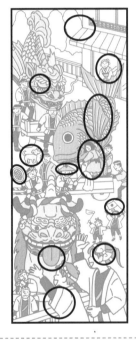
㊹ 曳山が輝く唐津くんち〈佐賀〉

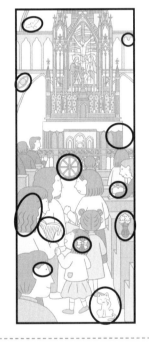
㊺ 祈りに満ちた大浦天主堂〈長崎〉

㊻ 眺めとお湯を楽しむ湯布院〈大分〉
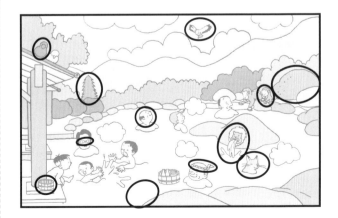

㊼ 阿蘇の草千里で乗馬体験〈熊本〉
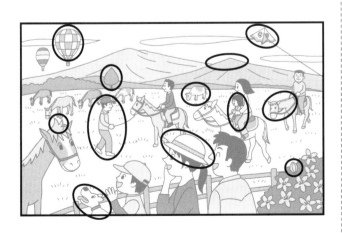

㊽ 新婚旅行のメッカ、日南海岸〈宮崎〉

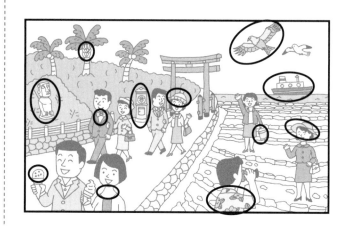

㊾ 心まで温まる砂蒸し温泉〈鹿児島〉

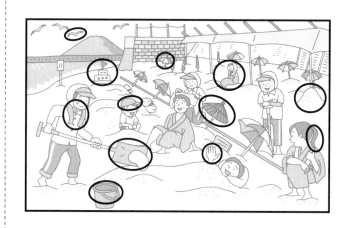

㊿ 喜び分かち合うカチャーシー〈沖縄〉

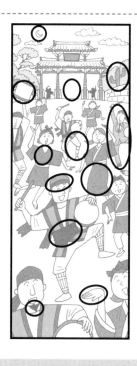

レクリエブックス
脳トレ・介護予防に役立つ
まちがいさがし 日本全国名所めぐり編

発行日	2025年2月10日　初版第1刷発行
発行者	竹間 勉
発行	株式会社ワンダーウェルネス
発行・発売	株式会社世界文化社
	〒102-8194
	東京都千代田区九段北4-2-29
電話	編集部 03-3262-3913
	販売部 03-3262-5115
印刷・製本	TOPPANクロレ株式会社

表紙デザイン	飯山佳子(BAD BEANS)
本文デザイン	あるまじろ書房
パズルイラスト	浅羽ピピ (P9、P15、P21、P26、P33、P52)
	銀杏早苗 (P5、P25、P36)
	杉原知子 (P8、P19、P30、P42、P51)
	タナカユリ (P16、P28、P50)
	たむらかずみ (P13、P22、P35、P41、P54)
	中村知史 (P6、P20、P27、P39、P45、P55)
	藤原ヒロコ (P11、P23、P32、P40、P43、P49)
	パント大吉 (P10、P12、P18、P29、P37、P47)
	森芙紗子 (P14、P24、P31、P38、P48)
	若泉さな絵 (P7、P17、P34、P44、P46、P53)

編集	あるまじろ書房
校正	株式会社円水社
製版	株式会社明昌堂
企画編集	中田裕香

ISBN 978-4-418-25203-9
無断転載・複写を禁じます。

ただし、パズルは、個人または法人・団体には私的な範囲内でコピーしてお使いいただけます。外部への提供や商用目的での使用、およびWEBサイト等への使用はできません。定価はカバーに表示してあります。落丁・乱丁のある場合はお取り替えいたします。

©Wonder Wellness,2025.Printed in Japan